Nguyễn thị Châu · Frank Behrendt

Kategorisierung von Nahrungsmitteln entsprechend der traditionellen chinesischen Medizin

Nguyễn thị Châu
Frank Behrendt

Kategorisierung von Nahrungsmitteln entsprechend der traditionellen chinesischen Medizin (TCM)

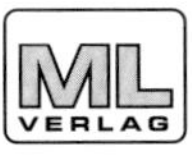

MEDIZINISCH LITERARISCHE VERLAGSGESELLSCHAFT MBH · UELZEN

Die Deutsche Bibliothek – CIP-Einheitsaufnahme

Nguyên Thị-Châu:
Kategorisierung von Nahrungsmitteln entsprechend der traditionellen chinesischen Medizin (TCM)
/ Nguyên thị Châu; Frank Behrendt. – Uelzen: Med.-Literarische Verl.-Ges., 1999
ISBN 978-3-88136-197-2

Für Anfragen sind die Autoren unter folgender Anschrift erreichbar:
Zentrum für Traditionelle Chinesische Medizin & Feng Shui /
Kim Long International Trading Company
Wasserstr. 18, D-18439 Stralsund, www.Kim-Long.de
Fax (00 49) 03831/28.05.29
E-Mail: Kontakt@Kim-Long.de, Kontakt@Praxis-der-TCM.de

Hinweis: Weder die Autoren noch die Vertreiber können für Angaben über Dosierungsanweisungen und Applikationsformen irgendeine Gewähr übernehmen, da auch die Wissenschaft der TCM ständigen Entwicklungen unterworfen ist, z. B. durch neue Erkenntnisse aus weiteren Forschungen und klinischen Erfahrungen. Sämtliche Yin-Yang-Indikationen sind nach bestem Wissen und mit größter Sorgfalt, dem Wissensstand der traditionellen chinesischen Medizin entsprechend, zusammengestellt, aber ohne jegliche Gewähr. Jede Dosierung oder Applikation erfolgt daher grundsätzlich auf eigene Gefahr des Anwenders. Derartige Angaben müssen im Einzelfall vom jeweiligen Anwender auch anhand anderer Literaturstellen oder durch Konsultation eines Spezialisten überprüft werden. Es wird an die Benutzer appelliert, eventuelle Ungenauigkeiten den Autoren mitzuteilen. Auf die jeweils geltenden, von Land zu Land unterschiedlichen gesetzlichen Bestimmungen (z. B. Arzneimittelgesetz) wird hiermit hingewiesen.

Postfach 11 51 / 11 52, D-29501 Uelzen
2008 2. Auflage

ISBN 978-3-88136-197-2
Druck: Griebsch & Rochol Druck GmbH & Co. KG, D-59069 Hamm

Dieses Buch ist dem Andenken an

Nguyễn văn Hoài

dem Großvater der Autorin, in Ehrfurcht gewidmet, durch den sie bereits in der frühesten Kindheit in die Pflanzenkunde eingeführt wurde.

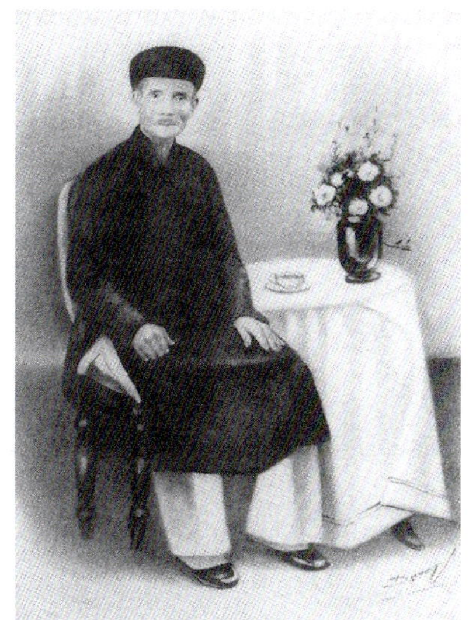

Danksagung

An dieser Stelle möchte ich folgenden Menschen besonders danken, die mir die Ehre zuteil werden ließen, das Wissen der traditionellen chinesischen Medizin zu erlernen und zu vervollkommnen, um dadurch die Möglichkeit zu haben, den Mitmenschen zu helfen, und die mir vertrauten, daß der Tradition der Familie entsprechend dieses Wissen gepflegt und erweitert wird, um es der nächsten Generation weiterzugeben:

- **Lê thị Tường** und **Nguyễn Nuôi** (meine Schwiegereltern),
- **Wong Thai Hung** (mein Ausbilder aus Shanghai, ein enger Freund der Familie) und
- **Nguyễn Hũu Truyến** (ein Onkel meiner Frau, der mir sein Wissen als Vermächtnis überließ und mich in die überlieferten Familienrezepturen einweihte).

Dank gebührt auch **Yangzhou Rong, Min Zhang** und **Phuóc Lôc,** die uns in unserer praktischen Arbeit häufig unterstützten.

Hinweis: Dieses Ihnen vorliegende Werk stellt die Grundvoraussetzung (!) einer jeden Behandlung nach den Richtlinien der traditionellen chinesischen Medizin dar, da jede Behandlung ohne die darauf genau abgestimmte Ernährung keinen wirklichen Heilerfolg (!) bringt, und sollte jedem gesundheitsbewußt orientierten Interessenten, Patienten oder Mediziner als Nachschlagewerk vorliegen! – Das Buch ist auch auf CD-ROM erhältlich. Hiermit ist das Aufsuchen geeigneter Nahrungsmittel zur unterstützenden Behandlung verschiedenster Erkrankungen wesentlich erleichtert, indem einfach nur der Begriff (z. B. bei Bronchialerkrankungen den PC suchen lassen nach: Husten, Bronchitis oder Asthma; bei Neurodermitis suchen lassen nach: Schuppenflechte oder Hauterkrankungen; usw.) eingegeben wird. Der Computer zeigt dann systematisch alle Nahrungsmittel selbständig an, die entsprechend der TCM eingenommen und die gemieden werden sollten.

Inhaltsverzeichnis

Einführung

> „Ohne das Wissen um eine richtige Ernährung ist es kaum möglich, sich einer guten Gesundheit zu erfreuen." (Sun Si Miao, berühmter Arzt der Tang-Dynastie, 618-707 n. Chr.)

Um effektiv eine Krankheit, also einer Disharmonie des Körpers, die durch eine Blockierung des Qi und eine lokale Stagnation bzw. Akkumulation hervorgerufen wird, behandeln zu können, ist es für jeden traditionsbewußten Chinesen selbstverständlich, daß außer einer Einnahme spezieller Naturheilmittel besonders eine zusätzliche genau vorgeschriebene diätische (!) Ernährung eingehalten wird, bzw. die Nahrungsmittel speziell auf die Heilmittel abgestimmt werden. Eine reine Behandlung von Erkrankungen nur durch Ernährungsumstellung und ohne die Einnahme von speziellen Heilmitteln würde allerdings überhaupt keinen (!) Erfolg bringen. Sie muß immer mit entsprechenden natürlichen Heilmitteln, die der Erkrankungsart bzw. krankheitsspezifischen Symptomen angepaßt werden, kombiniert werden, da die Nahrung nur eine unterstützende Wirkung in bezug auf natürliche Heilmittel hat.

An dieser Stelle sei erwähnt, daß die unterstützende Wirkung auf natürliche Heilmittel nicht universell angesehen werden kann. Ebenso wie in der Medizin, werden auch innerhalb der traditionellen Ernährungsdiät nur bestimmte Nahrungs- bzw. Pflanzenteile (z. B. Blüten, Blütenkelche, Samen, Wurzeln, Blätter, usw.) in verschiedenen Zubereitungsformen oder Darreichungsvarianten für spezielle Erkrankungen verwendet. So setzt die medizinische Wirkung einiger Substanzen nur im gekochten Zustand, anderer nur im getrocknetem oder geröstetem Zustand, wieder anderer nur im rohen Zustand ein. In der TCM bestehen traditionelle Arzneirezepturen grundsätzlich mindestens aus vier Komponenten: einer Hauptarznei, einer oder meherer Hilfsarzneien, die die Hauptarznei unterstützen, einer oder mehrerer Ergänzungsarzneien und einer Meldearznei, die eventuell auftretende unerwünschte Nebenwirkungen auffängt, um diese wieder in die gewünschten Bahnen zu leiten, wodurch eine „Puffer"-Funktion erfüllt wird. Dieses Prinzip wird auch in der traditionellen chinesischen Küche in bezug auf die Nahrungszusammenstellung angewandt und sollte unbedingt befolgt werden, besonders bei toxisch (giftig) wirkenden Nahrungsmitteln.

Trotzdem ist die Nahrung eine lebenslange Form der Behandlung und bildet die Basis der chinesischen Präventivmedizin. Die TCM ist so eng mit der Ernährung verbunden, daß man beide nicht klar voneinander trennen kann. Manche Nahrungsmittel wirken als spezifische Katalysatoren für bestimmte Heilmittel, während andere wieder die Wirkung von Arzneien völlig neutralisieren können. Daher werden bestimmte Nahrungsmittel während einer Behandlung im Rahmen der TCM verordnet, andere wiederum untersagt (wird z. B. „Yunnan Paiyao" bzw. „Panax Notoginseng" innerlich verabreicht, dürfen keine Bohnen, Krusten- und Schalentiere und kalten Getränke für die Dauer der Behandlung eingenommen werden, weil alle diese Nahrungsmittel die heilenden Eigenschaften der Arznei neutralisieren würden). Sämtliche Nahrungsmittel sollten prinzipiell immer mit Mäßigkeit zu sich genommen und grundsätzlich dem jeweiligen gesundheitlichen Zustand angepaßt werden.

„Maß und Mitte bewahren - das ist die höchste Tugend. Sie ist selten geworden, seit langem schon.“ (Konfuzius - VI, 29)

Sowohl natürliche Heilmittel als auch Nahrungsmittel verfügen über kalte oder warme (Yin oder Yang), auf- oder absteigende, feuchtigkeitsbildende oder -entziehende, kräftigende oder dämpfende Energien. Nicht allein die traditionelle chinesische Medizin, sondern auch die traditionelle chinesische Küche ist auf diese Yin- und Yang-Energien ausgerichtet (hierauf wird später noch gesondert eingegangen). Daher arbeitet die traditionelle chinesische Medizin besonders auch nach dem Leitsatz des im 17. Jahrhundert gelebten chinesischen Arztes *Sun Si Miaos:* „Versuche es zuerst über die Ernährung; erst wenn das keinen Erfolg zeigt, greife zu Arzneien.“

Chinesische Ärzte vergleichen symbolisch den Magen mit einem Topf, in welchem eine Suppe bereitet wird. Gibt man sehr kalte Zutaten hinzu, muß zusätzliche Energie zugeführt werden, um die Suppe auf die für die Verdauung notwendige Temperatur zu erwärmen. Gibt man statt dessen warme Zutaten hinzu, muß automatisch viel weniger Energie aufgewendet werden, um das Gleichgewicht der Energien herzustellen, und es bleibt ein Überschuß an Energie, die der Körper z. B. darauf verwenden kann, um Gewicht zuzulegen oder sein Immunsystem zu stärken, wodurch er dann wesentlich weniger anfällig gegenüber Krankheiten wird. – Beispiel: Bei westlichen Krankheitsbildern wie „Nierenentzündungen“, „Gastritis“, „Enteritis“ (Dünndarmentzündung), „Kolitis“ (Dickdarmentzündung) oder „Leukorrhö“ (Weißfluß), werden diese durch „mangelndes Milz-Yang und mangelndes Milz-Qi“ verursacht. Da Qi (Energie) eine Yang-Funktion ist, ist es wichtig, zusätzlich zur Verordnung von Yang-Natur-Heilmitteln Nahrungsmittel konsequent zu vermeiden, die einen kühlen Charakter haben (z. B. sämtliches Obst oder Gemüse im Rohzustand, rohe oder gekochte Zitrusfrüchte und Gurken, Eisgekühltes, Salate, Fruchtsäfte, Kaffee, Bier, weißen Pfeffer, Schweinefleisch, Salz, weißen raffinierten Zucker, sämtliche Milch- und Käseprodukte, usw.). Statt dessen müssen Nahrungsmittel eingenommen werden, die den Mittleren Erwärmer (Magen) tonisieren (z. B. gekochtes Gemüse wie Möhren, Süßkartoffeln, Yamswurzeln, Zwiebeln und Knoblauch, gekochten Klebreis, kleine Mengen Huhn, schwarzen Pfeffer, gekochte Litschis oder Pfirsiche, getrocknete Feigen, getrockneten Ingwer, Gerstenmalz, Ahornsirup, braunen unraffinierten Rohzucker, Mu-err [= Wolkenohr-Pilze], Azukibohnen, usw.).

„Es ist die Pflicht des Arztes, die Harmonie der Kräfte zu erhalten, und das Hauptziel seiner Bemühungen muß es sein, das Gleichgewicht wiederherzustellen, wenn eine dieser Kräfte zu stark oder zu schwach ist.“ (Kaiser: Shen Nung - 2. Kaiser der Xia-Dynastie)

Die Entwicklung einer genauen Diättherapie nach den Regeln der traditionellen chinesischen Medizin (TCM) beginnt natürlich zuerst mit einer energetischen Diagnose, um die Disharmoniemuster zu identifizieren. Aufgrund dieser Diagnose wird ermittelt, durch welche Behandlungsprinzipien mit speziell aufeinander abgestimmten Heilmitteln und Nahrungsmitteln der Ungleichgewichtszustand beseitigt

werden kann. Nachdem diese energetische Diagnose festgelegt und eine darauf genau abgestimmte Therapieanleitung erstellt wurde, kann mit der Behandlung begonnen werden.
Zur Erstellung einer genauen Diagnose empfiehlt es sich jedoch, einen sachkundigen Arzt oder Heilpraktiker zu konsultieren, der die „konfuzianistische" traditionelle chinesische Medizin betreibt und hierin auch vollständig ausgebildet wurde! Dieser hat durch genauere Beobachtungsmöglichkeiten des Krankheitsverlaufes jedes Patienten, auch während einer Therapieanwendung, selbstverständlich bessere Möglichkeiten, sich intensiv mit der Erkrankung zu befassen und die Harmonie im Körper wiederherzustellen. Sollte kein chinesischer Mediziner verfügbar sein, ist es möglich, sich in bezug auf eine detaillierte Beratung (oder einer Auskunft über einen Ansprechpartner in Ihrer Nähe) auch an unten aufgeführte Anschrift oder an die Asia und Tea Company „Kim Long" – Import/Export (Wasserstr. 18, D-18439 Stralsund, Tel.: (00 49) 0 38 31/24 82 41, Fax: 28 05 29) direkt zu wenden.

Für die Erstellung einer energetischen „Fern"-Diagnose der TCM entsprechend, ist aber eine genaue Beschreibung und Auflistung sämtlicher (auch wenn sie unbedeutend erscheinen mögen) Symptome (wie z. B. Pulsart, Zungenfarbe, Zungenbelag, Stuhlgangsart, Beschwerdeart, psychischer Zustand usw.), bisherige Behandlungsart und des gesamten Krankheitsverlaufes Vorraussetzung, um die Erkrankungsart so genau wie möglich zu erfassen. Je detaillierter die Beschreibung ist, desto genauer läßt sich eine Diagnose erstellen, bzw. desto geringer ist die Fehlerquote, die natürlich zunimmt, wenn Symptome vergessen werden. Diese ins Deutsche übertragene Diagnoseerstellungen nach den Richtlinien der TCM und die darauf genau abgestimmte Therapieempfehlungen (diese beinhalten Empfehlungen für äußere Anwendungen mit ausführlichen Beschreibungen, Empfehlungen für die Einnahme von Naturheilmitteln mit genauer Dosierungs- und Zubereitungsanleitung und die genauen Anleitungen in bezug auf die der Krankheit angepaßten Nahrungsmitteln) werden je nach Arbeitsaufwand gegen eine Dienstleistungsgebühr jedem Interessenten zugesandt und sind genau auf die beschriebenen Symptome ausgerichtet, um das Gleichgewicht des Körpers wiederherzustellen. Bei einer anderen Person kann trotz ähnlicher Symptome die Krankheitsursache ganz woanders liegen, weshalb natürlich eine andere Therapie empfohlen werden muß. Diese Therapieempfehlungen werden nach bestem Wissen und mit größter Sorgfalt, dem Wissensstand der traditionellen chinesischen Medizin entsprechend zusammengestellt, sind aber ohne jegliche Gewähr. Jede Dosierung oder Einnahme erfolgt daher grundsätzlich auf eigene Gefahr des Benutzers!

Die traditionelle chinesische Medizin und eine ausgewogene Ernährung fördern die Gesundheit und Langlebigkeit, sie können sie aber nicht garantieren. Natürliche Heilmittel können den Körper und seine vielen lebenswichtigen Funktionen nur im Gleichgewicht halten. Den Rest aber muß der Mensch schon selbst besorgen.

„Arzneien gegen Krankheiten zu verabreichen, die sich bereits entwickelt haben, und Leiden zu behandeln, die bereits zum Ausbruch gekommen sind, ist so, als wollte man erst dann einen Brunnen graben, wenn man bereits durstig ist, oder seine Waffen erst dann schmieden, wenn der Kampf schon begonnen hat. Kämen diese Maßnahmen nicht auch zu spät?" (Yu huang di - Der gelbe Kaiser)

Die Kochkunst der traditionellen chinesischen Küche

„Das Yang-Qi nimmt gegen Mittag zu und ist schwach bei Sonnenuntergang. Deshalb sollte genügend zum Frühstück gegessen werden, weniger zum Mittag und sparsam zum Abend und zur Nacht. Dies ist notwendig, um den Magen leerzuhalten." (Cao Ting Dong, Arzt der Qing-Dynastie)

Um ein Gericht entsprechend der traditionellen chinesische Küche zuzubereiten, das nicht nur geschmackvoll, sondern in erster Linie zur Gesunderhaltung in bezug auf eine Ernährungstherapie dienen soll, müssen zuerst die zu verwendenden Nahrungsmittel entsprechend ihrem energetischen Charakter ausgewählt werden. Allerdings müssen hierbei auch die verschiedenen Zubereitungsmethoden berücksichtigt werden, die die Energie noch zusätzlich verändern können. Hierunter ist die Art und Weise des Erhitzens der Speisen zu verstehen, die das Qi der Nahrung beeinflußt. Die Nahrungsmittel sollten grundsätzlich aus frischem oder tiefgefrorenem Zustand zubereitet werden. Aus Dosen oder was noch schlimmer ist, in der Mikrowelle zubereitet, sind die Speisen energetisch denaturiert und wertlos. Das Qi der so zubereiteten Nahrungsmittel ist „Xie" (schrägläufig) und für die Gesundheit abträglich. Insgesamt werden in der traditionellen Küche in China ca. 50 verschiedene Kochmethoden angewandt, wobei sich jede von ihnen anders auf die Energiewerte der Nahrung auswirkt. An dieser Stelle sollen jedoch nur die wichtigsten kurz beschrieben werden.

1. Rösten bzw. Braten

In der chinesischen Küche wird die Nahrung oft unter großer Hitze im Wok (chinesische traditionelle Pfanne) gebraten oder geröstet. Allerdings wird hierzu gar kein oder nur selten etwas Fett benutzt. Daher bleibt das Innere saftig und frisch, während das Äußere knusprig und braun wird. Die Speisen erhalten durch diese Zubereitungsart sehr viel Yang-Energie. In den westlichen Küchen wird im Gegensatz hierzu mit viel zuviel Öl oder Fett gearbeitet, was zuviel „feuchte Hitze" in die Speisen bringt, wodurch wiederum die Leber und Gallenblase enorm belastet werden. Das Rösten bzw. Braten kann außerdem durch verschiedenste Varianten durchgeführt werden, z. B. durch die Art des Feuers, durch verschiedene Kochgeschirre oder unterschiedliche Zutaten.

2. Räuchern

Durch das Aufhängen von Fisch- oder Fleischzutaten im heißen Rauch wird den Nahrungsmitteln schonend sanfte Wärme (etwas Yang-Energie) zugeführt. Auch hier gibt es verschiedene Variationsmöglichkeiten, z. B. durch das Brennmaterial, welches den Rauch erzeugt. Allerdings muß hierbei beachtet werden, daß es gelegentlich beim Räuchern zur Aufnahme von Benzpyren (einem polyzyklischen aromatischem Kohlenwasserstoff, der sehr ungesund ist) kommen kann.

3. Kochen

Beim Kochen gelangt nur sehr sehr wenig Yang-Energie in die Speisen, obgleich diese beim Kochen stark erhitzt werden. Durch Kochen wird in der Hauptsache kühlende Energie der Nahrung zugeführt, wodurch zwar stärker die Yin-Energie angeregt wird, aber auch die Geschmacksenergie deutlich hervorgebracht wird. Die Energiewerte können weiterhin durch die Zeitdauer des Kochvorganges, die Stärke des Feuers und durch die speziell festgelegte Reihenfolge der verwendeten Nahrungsmittel entscheidend mitbeeinflußt werden. Es gibt besondere Spezialitätensuppen, die auf kleinster Flamme bis zu 24 Stunden und länger garen müssen, um ihre größte Heilkraft zu erreichen.

4. Dünsten

Das Dünsten ist eine ähnliche Variante wie das Kochen, nur daß bei diesem Verfahren die Speisen im eigenen Saft gekocht werden, damit der Geschmack der einzelnen Nahrungsmittel besser hervorkommt. Außerdem bleiben hierbei auch die Frische und das Aussehen besser erhalten. Die Energie der Speisen, die durch das Dünsten entsteht, wird als neutral bezeichnet.

5. Pökeln

Beim Pökeln werden die Nahrungsmittel stark eingesalzen. Das Salz, welches dem Wasser zugeordnet ist, bewirkt, daß das Qi der Nahrung absinkt und in die Tiefe geht. Da Salz ein kaltes Temperaturverhalten hat, befeuchtet und hemmt es die Yang-Energie. Statt dessen wird sehr stark die Yin-Energie vermehrt.

6. Würzen

Da die meisten Gewürze, die in der chinesischen Küche verwendet werden, ein warmes bis heißes Temperaturverhalten haben, wirken sie tonisierend auf den Mittleren Erwärmer, den Magen (Ingwer oder Galgant vermehren z. B. das Yang und bringen die Energie der gesamten Nahrungsmittel an die Oberfläche, wodurch es alle Funktionen anregt und der Kälte entgegenwirkt).

7. Wein-Zufuhr

Traditionelle chinesische Gerichte werden häufig mit einem Schuß Shaoxing-Reiswein verfeinert. Seine Wirkung ist nach oben gerichtet, wodurch er eine Qi-Leere im Oberen Erwärmer kompensiert. Weiterhin fördert Wein die Blutzirkulation und zerstreut gleichzeitig „Kälte“, da er die Speisen erwärmt. Er wird während des Röstens den Speisen zugeführt und langsam absorbiert.

8. Essig-Zufuhr

Essig wird besonders bei Krankheitssymptomen wie Gelbsucht, Blutungen, Lebensmittelvergiftungen usw. dem Essen zugeführt, da er zusammenziehend und entgiftend wirkt. Ansonsten wird er eher sparsam verwendet.

„Ältere Menschen sollten nicht zu üppige Mahlzeiten zu sich nehmen, sondern lieber häufiger kleinere. So können Magen und Milz die Speisen leichter verdauen und die Nahrungsessenz wird immer für sie da sein.“ (Sun Si Miao, berühmter Arzt der Tang-Dynastie, 618-707 n. Chr.)

„Das richtige Essen kann krankhafte Faktoren zurückschlagen, die Zang Fu harmonisieren, den Geist anregen und Qi und Blut stärken!“ (Sun Si Miao, berühmter Arzt der Tang-Dynastie, 618-707 n. Chr.)

Nahrungsmittel nach dem System der TCM in alphabetischer Reihenfolge

Aal

(Con Long)

Wesen:	Warm; süß
Affinität:	Leber, Milz und Nieren
Qualität:	Yang
Zugeordnetes Element:	Erde
Wirkungsweise:	Tonisiert Qi und Yang; reguliert Wind und Nässe.
Kontraindikationen:	Nicht einnehmen bei Jing-Mangel (Essenz).
Bemerkung:	Wirkt toxisch! Kann bei übermäßigem Verzehr Impotenz, gesundheitliche Schädigungen und Vergiftungserscheinungen hervorrufen.

Abalone

(= Seeohr, Ohrschnecke/Shi Jue Ming/Haliotis gigantea)

Wesen:	Kühl; süß und salzig
Affinität:	Leber
Wirkrichtung:	Absteigend
Qualität:	Yin und Yang
Zugeordnetes Element:	Erde und Wasser
Wirkungsweise:	Befeuchtet Yin; kühlt Hitze; verbessert die Samen-Qualität; verbessert die Sehfähigkeit.
Unterstützende Wirkung zu Naturheilmitteln:	Bei Behandlung von Husten, Weißfluß, Vaginalblutungen, Schmerzen beim Urinieren, grauem Star, Schwindel, Benommenheit, aufsteigender Yang-Energie aus der Leber usw.
Kontraindikationen:	Bei Verdauungsproblemen darf Abalone nur in Form einer Suppe eingenommen werden.

Agar-Agar

(Algengelatine)

Wesen:	Kalt; süß
Affinität:	Lunge und Leber
Wirkrichtung:	Sinkend
Qualität:	Yin und Yang
Zugeordnetes Element:	Erde und Wasser

Wirkungsweise:	Kühlt Hitze im Oberen Erwärmer; reinigt die Lunge; tonisiert Yin; neutralisiert Gifte.
Unterstützende Wirkung zu Naturheilmitteln:	Bei Behandlung von Hämorrhoiden usw.
Kontraindikationen:	Nicht einnehmen bei Mangel an Milz-Yang und an Nieren-Yang.

Alfalfa

(= Luzerne-Sprossen, Schneckenklee/Muxu/Medicago sativa)

Wesen:	Neutral; bitter
Affinität:	Dünn- und Dickdarm
Qualität:	Yin
Zugeordnetes Element:	Feuer
Wirkungsweise:	Trocknet Feuchtigkeit; reinigt Milz und Magen; wirkt positiv auf Dünn- und Dickdarm; beseitigt Harnsteine; appetitanregend; Lebenskraft erhöhend; fiebersenkend.
Unterstützende Wirkung zu Naturheilmitteln:	Bei Behandlung von Harnsteinen, Ödemen, Wassersucht, Untergewicht, Gelbsucht, Nachtblindheit usw.
Kontraindikationen:	Nicht einnehmen bei Mangel an Milz-Yang und an Nieren-Yang.
Bemerkung:	Kann bei Überempfindlichkeit im getrockneten Zustand Dermatitis, Ekzeme, Urtikaria (durch starken Juckreiz gekennzeichnete Allergie), Asthma oder Schnupfen hervorrufen. Führt bei ständiger Einnahme zu Gewichtsverlust und „Kälte"-Symptomen.

Algen

(= Seetang/Rong Bien)

Wesen:	Kalt; salzig
Affinität:	Magen und Milz
Wirkrichtung:	Sinkend
Qualität:	Yin
Zugeordnetes Element:	Wasser
Wirkungsweise:	Kühlt Hitze; befeuchtet Trockenheit; tonisiert Yin; erweicht Hartes; wandelt Schleim um; wirkt positiv auf Wasser.
Unterstützende Wirkung zu Naturheilmitteln:	Bei Behandlung von Kropf, Schwellungen und Obstruktion im Bauchbereich, Ödemen, Beriberi usw.
Kontraindikationen:	Nicht einnehmen bei Schilddrüsenüberfunktion.
Bemerkung:	Maximal 10 g pro Tag einnehmen, da es sonst zur Schilddrüsen-Überfunktion führen kann.

Alkohol

(Jiu Jing)

Wesen:	Heiß; bitter und scharf
Affinität:	Herz, Leber, Lunge und Magen
Qualität:	Yang
Zugeordnetes Element:	Feuer und Metall
Wirkungsweise:	Unterstützt Yang; tonisiert Qi und Xue (Blut); fördert Qi; tonisiert den Mittleren Erwärmer.
Kontraindikationen:	Darf nicht bei Leber- oder Gallenproblemen eingenommen werden.

Ananas

(Bo Luo/Ananas sativa)

Wesen:	Neutral; süß und sauer
Affinität:	Milz, Magen, Lunge und Leber
Wirkrichtung:	Aufsteigend
Qualität:	Yin und Yang
Zugeordnetes Element:	Erde und Holz
Wirkungsweise:	Tonisiert Qi und Xue (Blut); lindert Sommerhitze; stillt den Durst; fördert die Verdauung; lindert Durchfall; tonisiert Yin; reguliert Hitze.
Unterstützende Wirkung zu Naturheilmitteln:	Bei Behandlung von vermindertem Harnfluß (Oligurie), Appetitlosigkeit (Anorexie), Ödemen, Schlaflosigkeit, Durst, Sonnenstich, Magenschwäche, Magensaftmangel usw.
Kontraindikationen:	Nicht einnehmen bei feuchten und/oder kalten Syndromen.
Bemerkung:	Übermäßiger Konsum kann Bauchschmerzen verursachen.

Anchovis

(= Sardellen/Ca com)

Wesen:	Warm; süß
Qualität:	Yang
Zugeordnetes Element:	Erde
Wirkungsweise:	Unterstützt Yang; tonisiert Yang; tonisiert Qi und Xue (Blut); treibt Kälte aus; wirkt appetitanregend; fördert die Milchproduktion; eliminiert Feuchtigkeit.
Unterstützende Wirkung zu Naturheilmitteln:	Bei Behandlung von Agalaktie (Ausbleiben der Milch bei Wöchnerinnen), Ödemen, Harnzwang (Dysurie) usw.

Apfel

(Ping Guo/Pirus malus)

Wesen:	Kühl; süß und sauer
Affinität:	Herz, Magen, Lunge und Leber
Wirkrichtung:	Absteigend
Qualität:	Yin und Yang
Zugeordnetes Element:	Erde und Holz
Wirkungsweise:	Tonisiert Qi und Xue (Blut); kühlt Hitze; sediert Yang; erzeugt Flüssigkeiten; befeuchtet die Lunge; beseitigt Depressionen; lindert Sommerhitze; wirkt appetitanregend; tonisiert Yin; reguliert Trockenheit.
Unterstützende Wirkung zu Naturheilmitteln:	Bei Behandlung von Ruhr, Blutstuhl, Magen-Darm-Katarrh aufgrund von Hitze, Blutungen, zu hohem Cholesterinspiegel, Verstopfung usw.

Apfelsine

(Citrus sinensis)

Wesen:	Kühl; süß und sauer
Affinität:	Leber
Qualität:	Yin
Zugeordnetes Element:	Holz und Erde
Wirkungsweise:	Tonisiert Yin; kühlt Hitze.

Aprikose

(Prunus armeniaca)

Wesen:	Neutral; süß und sauer
Affinität:	Lunge
Qualität:	Yin und Yang
Zugeordnetes Element:	Erde und Holz
Wirkungsweise:	Tonisiert Yin und Xue; reguliert Trockenheit.
Unterstützende Wirkung zu Naturheilmitteln:	Bei Behandlung von Haut- und Schleimhauterkrankungen, Schwäche, Appetitmangel usw.

Aubergine

(= Eierfrucht/Ca Tin/Solanum melongena)

Wesen:	Kühl; süß
Affinität:	Dickdarm, Magen und Milz
Wirkrichtung:	Absteigend
Qualität:	Yin und Yang
Zugeordnetes Element:	Erde

Wirkungsweise:	Tonisiert Qi und Xue (Blut); kühlt Hitze; sediert Yang; beseitigt Blutstagnation; lindert Schmerzen; heilt Schwellungen.
Unterstützende Wirkung zu Naturheilmitteln:	Bei Behandlung von Hämorrhoiden, Karbunkeln, Hautgeschwüren, Brust- bzw. Brustdrüsenentzündung (Mastitis) usw.
Kontraindikationen:	Übermäßiger Konsum kann bei Frauen, die nicht an stagnierendem Blut leiden, den Uterus schädigen.

Auster

(Mu Li/Ostrea rivularis)

Wesen:	Kühl; süß-sauer und salzig
Affinität:	Leber, Gallenblase und Nieren
Wirkrichtung:	Auf- und absteigend
Qualität:	Yin und Yang
Zugeordnetes Element:	Erde und Wasser
Wirkungsweise:	Tonisiert Qi und Xue (Blut); befeuchtet Trockenheit; tonisiert Yin; nährt Xue (Blut); beruhigt übermäßige Yang-Energie in der Leber; wirkt erweichend und auflösend auf harte Tumore.
Unterstützende Wirkung zu Naturheilmitteln:	Bei Behandlung von Schlafstörungen, Nervosität, Rotlauf (Erysipel), Entscheidungsunfähigkeit, Bluthochdruck, Herzklopfen, überschüssiger Yang-Energie, die aus der Leber aufsteigt (Schwindel, Kopfschmerzen, unscharfem Sehen), heftigen Angstzuständen, Krämpfen, Samenfluß (Spermatorrhö), Durchfall, kaltem Schweiß, geschwollenen Lymphdrüsen, harten Tumoren, Erbrechen von Galle, Knochenschwund, Kalziummangel usw.
Kontraindikationen:	Nicht einnehmen bei Lepra und Hautkrankheiten.

Avocado

(Persea gratissima)

Wesen:	Neutral; süß
Qualität:	Yin und Yang
Zugeordnetes Element:	Erde
Wirkungsweise:	Tonisiert Qi und Xue (Blut); beseitigt Blutstagnation.
Unterstützende Wirkung zu Naturheilmitteln:	Bei Behandlung von zu hohem Blutdruck oder Cholesteringehalt, Herzerkrankungen, Hauterkrankungen (äußerlich) usw.

Azukibohnen

(= Adukibohnen, Rote japanische Bohnen/Dau Do)

Wesen:	Neutral; süß und sauer
Affinität:	Herz und Dünndarm

Qualität:	Yin und Yang
Zugeordnetes Element:	Holz und Erde
Wirkungsweise:	Tonisiert Qi und Xue (Blut); tonisiert Yin; trocknet Feuchtigkeit; harmonisiert Xue; heilt Schwellungen; neutralisiert Gifte; wirkt gewichtsreduzierend.
Unterstützende Wirkung zu Naturheilmitteln:	Bei Behandlung von Ödemen, Durchfall, Beriberi (Vitamin-B-Mangelkrankheit), Gelbsucht, Hämorrhoiden, Karbunkeln usw.
Kontraindikationen:	Nicht einnehmen bei Mangel an Körpersäften und bei Abmagerung.
Bemerkung:	Wirkt sich bei Übermaß negativ auf Xue aus (reduziert rote Blutkörperchen).

Bambussprossen

(Mang Tuoi)

Wesen:	Kalt; süß
Affinität:	Dickdarm, Lunge und Magen
Wirkrichtung:	Absteigend
Qualität:	Yin und Yang
Zugeordnetes Element:	Erde
Wirkungsweise:	Tonisiert Qi und Xue (Blut); kühlt Hitze; tonisiert Yin; neutralisiert Gifte.
Unterstützende Wirkung zu Naturheilmitteln:	Bei Behandlung von Masern usw.
Kontraindikationen:	Darf nicht bei Mangelsyndromen der Milz eingenommen werden.

Banane

(Xiang Jiao/Musa paradisiaca var. sapientum - fructus)

Wesen:	Kalt; süß
Affinität:	Dickdarm und Lunge
Wirkrichtung:	Absteigend
Qualität:	Yin und Yang
Zugeordnetes Element:	Erde
Wirkungsweise:	Tonisiert Qi und Xue; kühlt Hitze; tonisiert Yin; macht die Därme gleitfähiger; neutralisiert Gifte; wirkt bakterizid.
Unterstützende Wirkung zu Naturheilmitteln:	Gekocht bei Behandlung von Durst, Durchfall oder Verstopfung, Hämorrhoidalblutungen, Alkoholismus, Fieber, Ruhr, durch Cholera bedingte Bauchschmerzen, Dickdarmentzündung, chronischer Darm- und Ernährungsstörung (Zöliakie), Sprue (Tropenkrankheit), Appetitlosigkeit usw.
Kontraindikationen:	Nicht roh einnehmen bei Schwächezuständen, Asthma oder anderen Lungenerkrankungen.

Basilikum

(Luole/Ocimum basilicum)

Wesen:	Warm; bitter, scharf und süß
Affinität:	Nieren, Lunge, Magen und Milz
Wirkrichtung:	Aufsteigend
Qualität:	Yang
Zugeordnetes Element:	Feuer, Metall und Erde
Wirkungsweise:	Unterstützt Yang; tonisiert und reguliert Qi; beseitigt Blutstagnation; treibt Kälte aus; sediert Yin; zerstreut Feng (Wind); fördert den Fluß des Qi; transformiert Feuchtigkeit; aktiviert Xue (Blut); neutralisiert Gifte; eliminiert Schleim.
Unterstützende Wirkung zu Naturheilmitteln:	Bei Behandlung von Kopfschmerzen äußeren Ursprungs, Bauchschwellungen, Bauchschmerzen, Menstruationsstörungen, Durchfall, Quetschungen, Hautjucken (Pruritus), Hautveränderungen oder Hautausschlag (Effloreszenz), Aufstoßen, Entzündungen, wunden Stellen, blutunterlaufenden und stark tränenden Augen, Hornhauttrübungen usw.
Kontraindikationen:	Darf nicht bei Qi-Mangel und trockenem Blut eingenommen werden.
Bemerkung:	Wirkt leicht toxisch!

Bier

(Beer)

Wesen:	Kühl; bitter und süß
Affinität:	Herz, Milz und Magen
Qualität:	Yin
Zugeordnetes Element:	Feuer und Erde
Wirkungsweise:	Unterstützt Yin; fördert Feuchtigkeit.

Birne

(Qua Le/Pyrus communis)

Wesen:	Kühl; süß und sauer
Affinität:	Lunge und Magen
Wirkrichtung:	Absteigend
Qualität:	Yin und Yang
Zugeordnetes Element:	Holz und Erde
Wirkungsweise:	Tonisiert Qi und Xue (Blut); kühlt Hitze; sediert Yang; fördert die Produktion der Körpersäfte; befeuchtet Trockenheit; transformiert Schleim; tonisiert Yin; reguliert Schleim-Hitze.
Unterstützende Wirkung zu Naturheilmitteln:	Bei Behandlung von Diabetes, Husten infolge von Hitze, Schluckbeschwerden (Dysphagie), Verstopfung usw.

Bohnenkraut

(Satureja hortensis)

Wesen:	Warm; bitter, scharf und süß
Affinität:	Lunge und Nieren
Wirkrichtung:	Aufsteigend
Qualität:	Yang
Zugeordnetes Element:	Feuer, Metall und Erde
Wirkungsweise:	Unterstützt Yang; beseitigt Schleim; treibt Kälte aus.
Unterstützende Wirkung zu Naturheilmitteln:	Bei Behandlung von leichten Durchfällen, akutem Magen-Darmkatarrh (Entzündung) usw.

Borretsch

(Borago officinalis)

Wesen:	Kalt; süß
Affinität:	Leber und Lunge
Qualität:	Yin und Yang
Zugeordnetes Element:	Erde
Wirkungsweise:	Tonisiert Xue; wirkt diuretisch; diaphoretisch; befeuchtend; blutreinigend; tonisiert Yin.
Unterstützende Wirkung zu Naturheilmitteln:	Bei Behandlung von aufsteigenedem „Leber-Feuer", Herz-Yin-Schwäche, Wind-Hitze, Halserkrankungen und Husten infolge einer Yin-Schwäche der Lunge, klimakterischen Depressionen, Mut- und Lustlosigkeit, nervösen Herzbeschwerden, Augenentzündungen, rheumatischen Beschwerden usw.
Bemerkung:	Wirkt leicht toxisch!

Brombeere

(Fu Pen Zi/Rubus coreanus)

Wesen:	Warm; süß und sauer
Affinität:	Leber und Nieren
Qualität:	Yin und Yang
Zugeordnetes Element:	Erde und Holz
Wirkungsweise:	Tonisiert Nieren-Yang; wirkt blutstillend.
Unterstützende Wirkung zu Naturheilmitteln:	Bei Behandlung von Ödemen, Nierenstörungen (Impotenz, Samenfluß/Spermatorrhö, vorzeitiger Ejakulation, Blasenschwäche, Bettnässen), Sehstörungen usw.

Brunnenkresse

(Xiyang Cai/Nasturtium officinale)

Wesen:	Kühl; scharf und süß
Affinität:	Lunge und Magen
Wirkrichtung:	Auf- und absteigend
Qualität:	Yin und Yang
Zugeordnetes Element:	Erde und Metall
Wirkungsweise:	Unterstützt Yang; reguliert, tonisiert und wirkt positiv auf Qi; tonisiert Xue; beseitigt Blutstagnation; treibt Kälte aus; kühlt Hitze; sediert Yang; wirkt positiv auf Wasser; entgiftet den Körper.
Unterstützende Wirkung zu Naturheilmitteln:	Bei Behandlung von Gelbsucht, Ödemen, Weißfluß, Skrofeln, Mumps, vermindertem Harnfluß (Oligurie), Gicht, Verdauungsstörungen, Tuberkulose, trockenem Husten, „Hitze“-Erkrankungen (Aphthen an der Zunge oder Lippen, Bläschen im Mund, geschwollenem Zahnfleisch, Schmerzen beim Urinieren), inneren Blutungen usw.
Kontraindikationen:	Darf nicht bei Magen/Milz-Mangel, Kälte des Mittleren Erwärmers, vermehrter Harnausscheidung (Polyurie) oder roh bei empfindlichen Menschen (verursacht Haut- und Schleimhautreizungen) oder während der Schwangerschaft eingenommen werden.

Buchweizen

(= Kasha/Fagopyrum esculentum)

Wesen:	Kühl; süß
Affinität:	Dickdarm, Magen und Milz
Wirkrichtung:	Absteigend
Qualität:	Yin und Yang
Zugeordnetes Element:	Erde
Wirkungsweise:	Tonisiert Qi und Xue (Blut); kühlt Hitze; sediert Yang; verbessert den Appetit; erweitert die Därme; verringert Gegenläufiges Qi; beseitigt Ansammlungen; tonisiert Magen-Qi; reguliert Nässe-Hitze.
Unterstützende Wirkung zu Naturheilmitteln:	Bei Behandlung von Karbunkeln, Skrofeln (= Infektionskrankheit bei Kindern mit ekzematösen und geschwürigen Veränderungen an Mund, Nase und Ohren), Brandwunden, Rotlauf, chronischem Durchfall, zu hohem Cholesterinspiegel.
Kontraindikationen:	Darf nicht bei Schwindelgefühlen, Verdauungsschwäche oder Wind- und Hitzekrankheiten eingenommen werden.

Butter

(Bo)

Wesen:	Warm; süß
Qualität:	Yang
Zugeordnetes Element:	Erde
Wirkungsweise:	Unterstützt Yang; tonisiert Qi und Xue (Blut); beseitigt Stagnierendes Blut; treibt Kälte aus; sediert Yin.
Unterstützende Wirkung zu Naturheilmitteln:	Bei Behandlung von Krätze, Hautveränderungen oder Haut ausschlag (Effloreszenz), Körpergeruch usw.
Bemerkung:	Verzehr in großen Mengen kann latente Krankheiten reaktivieren.

Chrysantheme

(Ju Hua/Chrysanthemum indicum, Chrysanthemum moriflorum)

Wesen:	Kühl; süß und bitter
Affinität:	Lunge und Leber
Qualität:	Yin
Zugeordnetes Element:	Erde und Feuer
Wirkungsweise:	Unterstützt Yin; reguliert Qi; wirkt gegen Bakterien und Viren; verbessert die Sehkraft; entgiftet den Körper.
Unterstützende Wirkung zu Naturheilmitteln:	Bei Behandlung von Bindehautentzündung, hohem Blutdruck, Hauterkrankungen, Kopfschmerzen, Schwindel, Furunkeln, Abszessen, Fieber („Yang“-Erkrankung), durch „Wind“ bedingte Erkrankungen usw.
Kontraindikationen:	Darf nicht bei Yin-Mangel, Übermäßigem Feuer, Husten oder Augenkrankheiten eingenommen werden.

Dattel

(Da Zao, Ta Tsao/Ziziphus jujuba)

Wesen:	Neutral; süß
Affinität:	Leber, Lunge und Milz
Qualität:	Yang
Zugeordnetes Element:	Erde
Wirkungsweise:	Tonisiert Qi und Xue; reguliert den Mittleren Erwärmer; wirkt nährend; sedierend (Erregung, Nervosität lindernd).
Unterstützende Wirkung zu Naturheilmitteln:	Bei Behandlung von „Leere“ in Milz und Magen, allgemeinem Qi-Mangel, Müdigkeit, Hysterie, Lebererkrankungen, Blutarmut usw.
Kontraindikationen:	Darf nicht bei Zuckerkrankheit eingenommen werden.

Dillsamen

(Xiao Hui Xiang/Anethum graveolens)

Wesen:	Warm; scharf
Affinität:	Milz, Magen und Nieren
Wirkrichtung:	Aufsteigend
Qualität:	Yang
Zugeordnetes Element:	Metall
Wirkungsweise:	Unterstützt Yang; tonisiert Qi; reguliert Qi; beseitigt Qi- und Blutstagnation; treibt Kälte aus; sediert Yin; wärmt Milz und Nieren; wirkt blutdrucksenkend und krampflösend; appetitanregend; befreit von Fisch und Fleischgiften; wassertreibend; beruhigend; menstruationsfördernd; milchvermehrend.
Unterstützende Wirkung zu Naturheilmitteln:	Bei Behandlung von Brechreiz, Schluckauf, Appetitlosigkeit (Anorexie), Kälte-Bauchschmerzen (z. B. Magen-Darm-Erkrankungen, Magenschmerzen, Koliken, Erbrechen), aufgetriebenem Leib, Kälte-Hernie (Eingeweidebruch), Blähungen usw.
Kontraindikationen:	Nicht einnehmen bei Yin-Mangel, verbunden mit Auflodern von unechtem Feuer.

Dinkel

(= Grünkern/Triticum spelta)

Wesen:	Warm; süß
Affinität:	Milz
Qualität:	Yang
Zugeordnetes Element:	Erde
Wirkungsweise:	Tonisiert Milz-Qi; beseitigt Ansammlungen; reguliert Nässe-Kälte.

Entenfleisch

(Vit)

Wesen:	Neutral; süß
Affinität:	Lunge und Nieren
Wirkrichtung:	Aufsteigend
Qualität:	Yin und Yang
Zugeordnetes Element:	Erde
Wirkungsweise:	Tonisiert Qi und Xue (Blut); befeuchtet Trockenheit; tonisiert Yin; nährt den Magen; heilt Schwellungen; reguliert die Säfte.
Unterstützende Wirkung zu Naturheilmitteln:	Behandlung von Hitzeempfindungen im Körper, von Ödemen, von Husten usw.
Kontraindikationen:	Nicht einnehmen bei Milz-Mangel und Hämorrhoiden, da es zu stagnierendem Qi führen kann.

Entenei

(Trung Vit)

Wesen:	Kühl; süß
Affinität:	Herz, Lunge und Magen
Qualität:	Yang
Zugeordnetes Element:	Erde
Wirkungsweise:	Tonisiert Yin.

Erbse

(Dau Ha Lan/Pisum sativum)

Wesen:	Neutral; süß
Affinität:	Magen und Milz
Wirkrichtung:	Aufsteigend
Qualität:	Yang
Zugeordnetes Element:	Erde
Wirkungsweise:	Tonisiert Qi und Xue (Blut); harmonisiert den Mittleren Erwärmer (Magen); verringert gegenläufiges Qi; wirkt harntreibend und abführend; wirkt unterstützend gegen Hautausschlag.
Unterstützende Wirkung zu Naturheilmitteln:	Bei Behandlung von Cholera, Krämpfen, Beriberi, Karbunkeln usw.

Erdbeere

(Dau Dat/Fragaria vesca)

Wesen:	Warm; süß und sauer
Affinität:	Nieren, Leber, Lunge und Milz
Wirkrichtung:	Absteigend
Qualität:	Yin und Yang
Zugeordnetes Element:	Holz und Erde
Wirkungsweise:	Unterstützt Yang; tonisiert Qi und Xue (Blut); wirkt positiv auf Qi; beseitigt Blutstagnation; treibt Kälte aus; tonisiert Leber und Nieren; schränkt den Urinfluß ein; tonisiert Yin.
Unterstützende Wirkung zu Naturheilmitteln:	Bei Behandlung von vermehrter Harnausscheidung (Polyurie), Schwindelgefühlen, Bewegungskrankheit (Kinetose), Gicht, Sprue (Tropenkrankheit), Rheumatismus, Unterleibsschmerzen, Hämorrhoiden usw.
Bemerkung:	Kann bei Überempfindlichkeit bzw. Stoffwechselerkrankung Nesselsucht (Urtikaria) hervorrufen.

Erdnuß

(Hua Sheng/Arachis hypogaea)

Wesen:	Neutral; süß
Affinität:	Lunge, Magen und Milz
Wirkrichtung:	Aufsteigend
Qualität:	Yang
Zugeordnetes Element:	Erde
Wirkungsweise:	Tonisiert Qi und Xue (Blut); befeuchtet die Lunge; harmonisiert den Magen; hilft bei Blutungen; wirkt schleimlösend; tonisiert Lungen-Yin; reguliert die Säfte.
Unterstützende Wirkung zu Naturheilmitteln:	Bei Behandlung von Trockenheits-Husten, Verdauungsschwäche, Übelkeit, Beriberi (diese Vitamin-B_1/Thiamin-Mangelerkrankung führt zu Starre und Lähmung der Beine), Agalaktie (Ausbleiben der Milch), chronischem Luftröhrenkatarrh, Magen-, Darm- und Gebärmutterblutungen, Bluterkrankheit (Hämophilie), Lebererkrankungen usw.
Kontraindikationen:	Nicht einnehmen bei Kälte- und/oder Feuchtigkeitsproblemen, Qi-Stagnation oder Durchfall mit wäßrigem Stuhl.

Erdnußöl

(You Hua Sheng/Arachis hypogaea)

Wesen:	Neutral; süß
Affinität:	Lunge, Dickdarm und Milz
Wirkrichtung:	Aufsteigend
Qualität:	Yang
Zugeordnetes Element:	Erde
Wirkungsweise:	Tonisiert Qi und Xue (Blut); befeuchtet die Därme; drückt Ansammlungen abwärts; tonisiert die Körpersäfte.
Unterstützende Wirkung zu Naturheilmitteln:	Bei Behandlung von Ruhr, durch Fadenwürmer verursachter Behinderung der Darmtätigkeit, akuter Bindehautentzündung, akuter Hepatitis usw.
Kontraindikationen:	Nicht einnehmen bei Kälte- und/oder Feuchtigkeitsproblemen, Qi-Stagnation oder Durchfall mit wäßrigem Stuhl.

Färberdistel

(= Saflor/Hong Hua/Carthamus tinctorius)

Wesen:	Warm; scharf
Affinität:	Herz und Leber
Wirkrichtung:	Aufsteigend
Qualität:	Yang
Zugeordnetes Element:	Metall

Wirkungsweise:	Unterstützt Yang; tonisiert, reguliert und wirkt positiv auf Qi; treibt Kälte aus; beseitigt Blutstagnation; aktiviert das Blut; normalisiert die Menstruation; wirkt schmerzlindernd.
Unterstützende Wirkung zu Naturheilmitteln:	Bei Behandlung von Durchgelegensein (Dekubitus), Ausbleiben der Regel (Amenorrhö), Schwellungen und Verschluß oder Behinderung (Obstruktion) im Bauchbereich, Schwergeburt, Totgeburt, Karbunkeln, Stillung des Lochialsekrets nach der Geburt, Koronarkrankheiten, usw.
Kontraindikationen:	Nicht einnehmen bei Schwangerschaft.

Fasanenfleisch

Wesen:	Warm; süß und sauer
Affinität:	Herz und Magen
Qualität:	Yang
Zugeordnetes Element:	Erde und Holz
Wirkungsweise:	Tonisiert Qi.

Feige

(Wu Huaguo/Ficus caria)

Wesen:	Neutral; süß
Affinität:	Lunge, Leber, Dickdarm und Milz
Wirkrichtung:	Aufsteigend
Qualität:	Yang
Zugeordnetes Element:	Erde
Wirkungsweise:	Tonisiert Qi und Xue (Blut); stärkt den Magen; reinigt die Därme; heilt Schwellungen; neutralisiert Gifte; reguliert Hitze; regt den Gallenfluß an; schleimlösend.
Unterstützende Wirkung zu Naturheilmitteln:	Bei Behandlung von Darmkatarrh (Enteritis), Verstopfung, Ruhr (Dysenterie), Hämorrhoiden, Rachenkatarrh, Karbunkeln, Beriberi, Herzmuskelschwäche, Knochenschwund (Osteoporose), Knochenerweichung (Osteomalazie), Leber- und Gallensteinerkrankungen usw.
Kontraindikationen:	Darf nicht bei Zuckerkrankheit oder Alkoholismus eingenommen werden.

Fenchelsamen

(Hu Xiang/Foeniculum vulgare)

Wesen:	Warm; scharf und süß
Affinität:	Magen, Blase, Leber, Milz und Nieren
Wirkrichtung:	Aufsteigend
Qualität:	Yang
Zugeordnetes Element:	Metall und Erde

Wirkungsweise:	Tonisiert Yang; tonisiert und reguliert Qi; beseitigt Blutstagnation; treibt Kälte aus; sediert Yin; wärmt Nieren; harmonisiert die Mitte (Magen); wirkt muskelentspannend; entspannt die Blase; schmerzstillend.
Unterstützende Wirkung zu Naturheilmitteln:	Bei Behandlung von Kälte-Hernie (Eingeweidebruch), Kälte-Schmerzen im Unterbauch, Hexenschuß (Lumbago), Magenschmerzen, Brechreiz, Appetitlosigkeit, Cholera, Bettnässen, Hodenschwellungen, Menstruationsbeschwerden, Dünndarmhernie usw.
Kontraindikationen:	Nicht einnehmen bei Yin-Mangel, verbunden mit Auflodern von unechtem Feuer.

Forelle

Wesen:	Heiß; sauer
Affinität:	Magen
Qualität:	Yin und Yang
Zugeordnetes Element:	Holz
Wirkungsweise:	Unterstützt Yang; reguliert Qi; treibt Kälte aus; sediert Yin; harmonisiert und wärmt den Mittleren Erwärmer (Magen).
Bemerkungen:	Übermäßiger Verzehr erzeugt Wind und Hitze und führt zu Hautausschlag und Krätze.

Froschschenkel

(Coc)

Wesen:	Kühl; süß
Affinität:	Blase, Magen, Dick- und Dünndarm
Qualität:	Yin
Zugeordnetes Element:	Erde
Wirkungsweise:	Tonisiert Qi; reguliert Hitze; neutralisiert Gifte.
Bemerkung:	Übermäßiger Konsum ruft gesundheitliche Schädigungen und Vergiftungserscheinungen hervor.

Frühlingszwiebel

(= Schalotte, Winterzwiebel/Cong Bai/Allium fistulosum)

Wesen:	Warm; scharf und bitter
Affinität:	Lunge, Magen, Dickdarm und Herz
Wirkrichtung:	Aufsteigend
Qualität:	Yin und Yang
Zugeordnetes Element:	Feuer und Metall
Wirkungsweise:	Unterstützt Yang; tonisiert, reguliert und wirkt positiv auf Qi; kühlt Hitze; sediert Yang; trocknet Feuchtigkeit; wirkt harn-

	treibend; beseitigt Blutstagnation (= Blutansammlungen wie Gerinnsel oder blaue Flecken); treibt Kälte aus; weitet die Brust; löst Verfestigungen auf; kräftigt die Mitte; verbessert die Sehkraft; entgiftet den Körper; stellt Yangyi („Manneskraft“) wieder her.
Unterstützende Wirkung zu Naturheilmitteln:	Bei Behandlung von Brustschmerzen, Herzschmerzen, trockenem Würgen, Durchfall, Hautausschlag, Verkühlungen und Erkältungen aufgrund von „Wind“-Erkrankungen, Magenschmerzen, zu hohem Blutzucker- oder Cholesterinspiegel, verstopfter oder laufender Nase, Kopfschmerzen, Bauchschmerzen, Ruhr, Karbunkeln, Nierensteinen, Ohrenschmerzen, Beschwerden beim Wasserlassen, Schlaganfall, Verdauungsstörungen usw.
Kontraindikationen:	Nicht einnehmen bei Qi-Mangel und nicht zusammen mit Honig einnehmen.
Bemerkung:	Kann bei Überempfindlichkeit Hautreizungen und Blasen hervorrufen. Wirkt leicht toxisch!

Gänsefleisch

(Vit Xien)

Wesen:	Neutral; süß
Affinität:	Lunge und Milz
Qualität:	Yang
Zugeordnetes Element:	Erde
Wirkungsweise:	Tonisiert Qi und Xue; wirkt positiv auf Qi; harmonisiert die Mitte (Magen); lindert Durchfall; tonisiert Yin.
Unterstützende Wirkung zu Naturheilmitteln:	Bei Behandlung von Diabetes usw.
Kontraindikationen:	Nicht einnehmen bei Feuchter Hitze.

Garnelen

(= Shrimps/Tom)

Wesen:	Warm; süß
Affinität:	Leber und Nieren
Qualität:	Yang
Zugeordnetes Element:	Erde
Wirkungsweise:	Unterstützt und tonisiert Yang; tonisiert Qi und Xue; wirkt positiv auf Qi; beseitigt Blutstagnation; treibt Kälte aus; eliminiert Wind; treibt Schleim aus; tötet Würmer; verlängert die Zeit der Milchbildung (Laktation).
Kontraindikationen:	Nicht einnehmen bei Hautkrankheiten infolge des Syndroms Bluthitze und während der Erholung von chronischen Erkrankungen.

Gartenbalsamie

(Feng Xian/Impatiens balsamia)

Wesen:	Heiß; bitter und scharf
Qualität:	Yang
Zugeordnetes Element:	Feuer und Metall
Wirkungsweise:	Tonisiert und reguliert Qi; beseitigt Blutstagnation; wirkt pilzhemmend; gebärmutteranregend; entgiftend; kreislaufanregend; schmerzstillend.
Unterstützende Wirkung zu Naturheilmitteln:	Bei Behandlung von Erkältungen, Rheumatismus, Schwellungen, traumatischen Verletzungen, Arthritis, Skrofulose, Furunkeln, wunden Stellen, Karbunkeln, Ausbleiben der Regel, Schluckbeschwerden, Verdauungsstörungen bei Kindern, zum Entfernen von im Hals steckengebliebenen Gräten, Schmerzen bei Knochenbrüchen usw.
Kontraindikationen:	Nicht einnehmen bei Knochenschwund.
Bemerkung:	Wirkt leicht toxisch!

Gerste

(Da Mai/Hordeum distichum)

Wesen:	Kühl; süß und salzig
Affinität:	Magen und Milz
Wirkrichtung:	Absteigend
Qualität:	Yin und Yang
Zugeordnetes Element:	Erde und Wasser
Wirkungsweise:	Tonisiert Qi und Xue; kühlt Hitze; sediert Yang; befeuchtet Trockenheit; tonisiert Yin; harmonisiert die Mitte; erweitert die Därme; reguliert Nässe-Hitze.
Unterstützende Wirkung zu Naturheilmitteln:	Bei Behandlung von Durchfall, Ödemen, Harnzwang (Dysurie), Verdauungsschwäche usw.

Chines. Gerste

(= Hiobsträne, Perlgraupe/Boricha, Yi Yi Reu/Coix Lacryma jobi)

Wesen:	Kühl; süß und neutral
Affinität:	Lunge, Dickdarm, Magen, Milz und Nieren
Wirkrichtung:	Absteigend
Qualität:	Yin und Yang
Zugeordnetes Element:	Erde
Wirkungsweise:	Tonisiert Qi und Xue; läßt Feuchtigkeit versickern; wirkt harntreibend; kühlt Hitze; sediert Yang; stärkt die Milz; tonisiert die Lunge.
Unterstützende Wirkung zu Naturheilmitteln:	Bei Behandlung von Ödemen, Beriberi usw.

Gluten

(= Seitan/Geschmacksverstärker)

Wesen:	Kühl; süß
Wirkrichtung:	Absteigend
Qualität:	Yin und Yang
Zugeordnetes Element:	Erde
Wirkungsweise:	Tonisiert Qi und Xue; kühlt Hitze; sediert Yang; harmonisiert den Mittleren Erwärmer; wirkt fiebersenkend; wirkt durststillend.

Grapefruit bzw. Pampelmuse

(Buoi/Citrus decumana)

Wesen:	Kalt; scharf-bitter, süß und sauer
Affinität:	Lunge, Milz und Nieren
Qualität:	Yin
Zugeordnetes Element:	Erde und Holz
Wirkungsweise:	Tonisiert Qi und Xue (Blut); beseitigt Qi-Stagnation; regt den Gallenfluß an; wirkt herzstärkend; vorbeugend vor Herzinfarkt.
Unterstützende Wirkung zu Naturheilmitteln:	Bei Behandlung von Verstopfung, Ekelgefühlen, Epilepsie, Krämpfen, Krampfadern, zu dickem Blut, Venenentzündung usw.

Grüne Bohnen

(Dau Xanh/Phaseolus vulgaris)

Wesen:	Neutral; süß
Affinität:	Milz und Nieren
Qualität:	Yang
Zugeordnetes Element:	Erde
Wirkungsweise:	Tonisiert Qi und Xue; tonisiert Yin; stärkt die Milz; tonisiert die Nieren.
Unterstützende Wirkung zu Naturheilmitteln:	Bei Behandlung von vermehrter Harnausscheidung (Polyurie), Durchfall, Erbrechen, Diabetes, Samenfluß (bei erotischen Träumen), Weißfluß usw.

Grüne Minze

(Bo Her/Mentha spicata)

Wesen:	Warm; scharf und süß
Wirkrichtung:	Aufsteigend
Qualität:	Yang
Zugeordnetes Element:	Erde und Metall

Wirkungsweise:	Unterstützt Yang; tonisiert Qi und Xue; wirkt positiv auf Qi; beseitigt Blutstagnation; treibt Kälte aus; sediert Yin; zerstreut Feng (Wind); wirkt schmerzlindernd; keimtötend; schleimlösend; reguliert Qi.
Unterstützende Wirkung zu Naturheilmitteln:	Bei Behandlung von Erkältungen, Husten,Kopfschmerzen, schmerzhafter Menstruation (Dysmenorrhö), Bauchschmerzen, Verdauungsstörungen, Übelkeit, Durchfall, Halsentzündung, Zahnschmerzen, Nervosität, Schlaflosigkeit, Krämpfen, Sodbrennen, Migräne, Entzündungen, aufgetriebenem Leib usw.
Bemerkung:	Kann bei Überempfindlichkeit Hautrötungen oder Kontaktdermatitis hervorrufen.

Guave

(Oi/Psidium guajava)

Wesen:	Kühl; süß und sauer
Wirkrichtung:	Absteigend
Qualität:	Yin und Yang
Zugeordnetes Element:	Erde und Holz
Wirkungsweise:	Tonisiert Qi und Xue; kühlt Hitze; sediert Yang; befeuchtet Trockenheit.
Unterstützende Wirkung zu Naturheilmitteln:	Bei Behandlung von Herz- und Nierenstörungen, Hitze-Erkältung usw.

Gurke

(Huang Gua/Cucumis sativus)

Wesen:	Kühl; süß-bitter
Affinität:	Dickdarm, Magen und Milz
Wirkrichtung:	Absteigend
Qualität:	Yin und Yang
Zugeordnetes Element:	Erde
Wirkungsweise:	Tonisiert Qi und Xue; kühlt Hitze; sediert Yang; wirkt positiv auf Wasser (harntreibend); abführend; neutralisiert Gifte.
Unterstützende Wirkung zu Naturheilmitteln:	Bei Behandlung von Durst-Symptomatik, Angina, Laryngitis, Depressionen, Tumoren, Heiserkeit, Bindehautentzündung, Verbrennungen, trockenen Lippen und trockenem Hals, hohem Blutdruck usw.
Kontraindikationen:	Nicht einnehmen bei Kälte-Schleim-Krankheit, Bauchschmerzen oder Durchfall.

Hafer

(Lua Mach/Avena sativa)

Wesen:	Warm; süß
Affinität:	Nieren und Milz
Qualität:	Yin und Yang
Zugeordnetes Element:	Erde
Wirkungsweise:	Tonisiert Qi und Xue; reguliert Qi.

Hagebutte

(Fructus Rosa gallica)

Wesen:	Kalt; süß
Affinität:	Herz und Leber
Qualität:	Yin
Zugeordnetes Element:	Erde
Wirkungsweise:	Kühlt Xue ab; tonisiert Qi; beseitigt Blutstagnation; wirkt harntreibend.
Unterstützende Wirkung zu Naturheilmitteln:	Bei Behandlung von Herz-Yin-Schwäche, Herz-Xue-Schwäche, Leber-Feuer, Hautentzündungen, Nachtschweiß, Schlaflosigkeit, Verstopfung, Diarrhö, Durst, Lungenschwäche, Cholagogum usw.

Haifisch

(Ca Nham)

Wesen:	Neutral; süß und salzig
Affinität:	Milz
Wirkrichtung:	Auf- und Absteigend
Qualität:	Yin und Yang
Zugeordnetes Element:	Erde und Wasser
Wirkungsweise:	Tonisiert Qi und Xue; befeuchtet Trockenheit; tonisiert Yin; tonisiert die Fünf Inneren Organe; heilt Schwellungen; beseitigt Zusammenballungen.
Bemerkung:	Übermäßiger Konsum ruft gesundheitliche Schädigungen und Vergiftungserscheinungen hervor.

Hammelfleisch

(Thit Cuu)

Wesen:	Warm; süß
Affinität:	Milz und Nieren
Qualität:	Yang
Zugeordnetes Element:	Erde

Wirkungsweise:	Tonisiert Yang; tonisiert Qi und Xue; wirkt positiv auf Qi; beseitigt Blutstagnation; treibt Kälte aus; sediert Yin; wärmt den Mittleren und Unteren Erwärmer.
Unterstützende Wirkung zu Naturheilmitteln:	Bei Behandlung von Verdauungsschwäche, Erschöpfungserscheinungen infolge von Mangel, Abmagerung, Kälteempfindungen nach der Geburt, Lendenschmerzen, Hernie (Eingeweidebruch) infolge von Kälte usw.
Kontraindikationen:	Nicht einnehmen bei äußeren Kältekrankheiten und innerer Feuchtigkeit.

Haselnuß

(Corylus avellana)

Wesen:	Neutral; süß
Qualität:	Yang
Zugeordnetes Element:	Erde

Hering

(Ca Trich)

Wesen:	Neutral; süß
Affinität:	Lunge und Milz
Wirkrichtung:	Aufsteigend
Qualität:	Yang
Zugeordnetes Element:	Erde
Wirkungsweise:	Tonisiert Qi und Xue; tonisiert Mangel; wärmt den Mittleren Erwärmer; befeuchtet Trockenheit; wirkt schmerzlindernd; neutralisiert Gifte.
Unterstützende Wirkung zu Naturheilmitteln:	Bei Behandlung von Erschöpfung aufgrund von Mangel usw.
Kontraindikationen:	Nicht einnehmen bei Hautausschlag oder Genesung von einer chronischen Krankheit.

Himbeere

(Mam Xoi/Rubus idaeus)

Wesen:	Neutral; süß und sauer
Affinität:	Leber und Nieren
Wirkrichtung:	Auf- und Absteigend
Qualität:	Yin und Yang
Zugeordnetes Element:	Holz und Erde
Wirkungsweise:	Tonisiert Qi und Xue; tonisiert Leber und Nieren; dämmt die Urinabsonderung ein; unterstützt Yang; festigt Jing (Essenz); verbessert die Sehfähigkeit.

Unterstützende Wirkung zu Naturheilmitteln:	Bei Behandlung von Impotenz, Samenfluß, vermehrter Harnausscheidung, Blasenschwäche (Bettnässen), Erschöpfung infolge von Mangel der Sehfähigkeit usw.
Kontraindikationen:	Nicht einnehmen bei Harnzwang oder schmerzhafter Dauererektion (Priapismus).

Hirse

(Ke/Panicum miliaceum)

Wesen:	Kühl; süß und salzig
Affinität:	Magen, Milz und Nieren
Wirkrichtung:	Absteigend
Qualität:	Yin und Yang
Zugeordnetes Element:	Erde und Wasser
Wirkungsweise:	Tonisiert Qi und Xue; kühl Hitze; sediert Yang; befeuchtet Trockenheit; tonisiert Yin; harmonisiert den Mittleren Erwärmer; wirkt positiv auf Nieren-Qi; neutralisiert Gifte.
Unterstützende Wirkung zu Naturheilmitteln:	Bei Behandlung von Verdauungsschwäche, Brechreiz, Durchfall, Diabetes usw.
Kontraindikationen:	Nicht einnehmen bei Magen- oder Milz-Yang-Mangel.

Hirtentäschelkraut

(Ji Cai/Capsella bursapastoris - herba)

Wesen:	Neutral; süß
Affinität:	Leber
Wirkrichtung:	Aufsteigend
Qualität:	Yang
Zugeordnetes Element:	Erde
Wirkungsweise:	Tonisiert Qi und Xue; harmonisiert die Milz; wirkt positiv auf Wasser; stoppt Blutungen; blutdrucksenkend; verbessert die Sehkraft; reguliert Qi; wirkt positiv auf Milz.
Unterstützende Wirkung zu Naturheilmitteln:	Bei Behandlung von Durchfall, Ödemen, Harnzwang, Chylurie (Chylusabgang = Milchsaft im Urin), Bluthusten, Blutstuhl, Vaginalblutungen, übermäßiger Regelblutung (Menorrhagie), Bindehautentzündung, zur Vorbeugung gegen Masern und gegen Blutungen nach der Geburt, Ruhr, Erkrankungen der Harnwege, Gebärmutterblutung, Blutstuhl, starker Menstruation, schmerzenden blutunterlaufenen Augen, Masern bei Kindern usw.

Honig

(Mi Tang)

Wesen:	Neutral; süß
Affinität:	Lunge, Dickdarm und Milz
Wirkrichtung:	Aufsteigend
Qualität:	Yang
Zugeordnetes Element:	Erde
Wirkungsweise:	Tonisiert Qi und Xue; tonisiert die Mitte; befeuchtet Trockenheit; wirkt schmerzlindernd; beruhigend; leicht abführend; neutralisiert Gifte.
Unterstützende Wirkung zu Naturheilmitteln:	Bei Behandlung von Kälte-Husten, Verstopfung, Magenschmerzen, Nebenhöhlenentzündungen, Aphthen, Verbrennungen, Eisenhutvergiftung, chronischer Bronchitis, Magen- und Darmgeschwüren, Frostbeulen, schwer heilenden chronischen Hautgeschwüren, kleinen Wunden, Dermatitis, Ekzemen, Schnupfen usw.
Kontraindikationen:	Nicht einnehmen bei Schleim-Feuchtigkeits-Erkrankungen, Stauung des Mittleren Erwärmers oder Durchfall wegen der ausscheidenden Natur dieser Krankheit.

Huflattich

(Kuan Dong Hua/Tussilago farfara)

Wesen:	Warm; Scharf
Affinität:	Lungen
Qualität:	Yang
Zugeordnetes Element:	Metall
Wirkungsweise:	Tonisiert Yang; tonisiert Qi und Xue; wirkt positiv auf Qi; treibt Kälte aus; tonisiert Lunge; wirkt hustenreizlindernd; schleimlösend, appetitanregend, blutdrucksenkend.
Unterstützende Wirkung zu Naturheilmitteln:	Bei Behandlung von Bronchialasthma, chronischem Husten aufgrund „leerer“ Lungen, Erkrankungen der Atemwege und Lunge, Schluckbeschwerden, Bluthusten, pfeifendem Atem usw.
Kontraindikationen:	Nicht einnehmen bei Disharmonie der Mitte oder Schlaflosigkeit.

Hühnerfleisch

(Ji/Thit Ga)

Wesen:	Warm; süß
Affinität:	Magen und Milz

Qualität:	Yang
Zugeordnetes Element:	Erde
Wirkungsweise:	Unterstützt Yang; tonisiert Qi und Xue; wirkt positiv auf Qi; beseitigt Blutstagnation; treibt Kälte aus; sediert Yin; wärmt die Mitte; tonisiert das Jing (Essenz); füllt das Knochenmark.
Unterstützende Wirkung zu Naturheilmitteln:	Bei Behandlung von Appetitlosigkeit (Anorexie), Durchfall, Ruhr (Dysenterie), Diabetes, Ödemen, vermehrter Harnausscheidung (Polyurie), Vaginalblutungen, Weißfluß, Ausbleiben der Milch (Agalaktie), Schwäche nach der Geburt usw.
Kontraindikationen:	Nicht einnehmen bei Übermaß-Krankheiten oder äußeren Erkrankungen.

Hühnerei

(Traung Ga)

Wesen:	Neutral; süß
Affinität:	Herz, Nieren, Lunge und Magen
Wirkrichtung:	Aufsteigend
Qualität:	Yin und Yang
Zugeordnetes Element:	Erde
Wirkungsweise:	Tonisiert Qi und Xue; befeuchtet Trockenheit; tonisiert Yin; sichert den Fötus; reguliert Hitze (Eiweiß).
Unterstützende Wirkung zu Naturheilmitteln:	Bei Behandlung von Trockenheits-Husten, Heiserkeit, Bewegungen des Fötus, Durst nach der Entbindung, Durchfall, Verbrennungen usw.
Kontraindikationen:	Nicht einnehmen bei Windkrankheiten.

Hühnerleber

(Gan Ga)

Wesen:	Warm; süß
Affinität:	Nieren und Leber
Qualität:	Yang
Zugeordnetes Element:	Erde
Wirkungsweise:	Unterstützt Yang; tonisiert Qi und Xue; wirkt positiv auf Qi; beseitigt Blutstagnation; treibt Kälte aus; sediert Yin; tonisiert Leber und Nieren.
Unterstützende Wirkung zu Naturheilmitteln:	Bei Behandlung von verschwommener Sicht, Unterentwicklung in der Adoleszenz, Impotenz, Menstruationsfluß während der Schwangerschaft, Blasenschwäche usw.

Hühnermagen

(Me Ga)

Wesen:	Neutral; süß
Affinität:	Magen und Milz
Qualität:	Yang
Zugeordnetes Element:	Erde und Wasser
Wirkungsweise:	Tonisiert Qi und Xue; eliminiert Ansammlungen; tonisiert Magen und Milz.
Unterstützende Wirkung zu Naturheilmitteln:	Bei Behandlung von Verdauungsschwäche, Erbrechen, Durchfall, Unterernährung, Diabetes, Blasenschwäche, Heiserkeit, vermehrter Harnausscheidung (Polyurie) usw.

Hummer

(Tom/Homarus americanus)

Wesen:	Warm; süß und salzig
Affinität:	Nieren
Qualität:	Yang
Zugeordnetes Element:	Erde und Wasser
Wirkungsweise:	Unterstützt und tonisiert Yang; tonisiert Qi und Xue; wirkt positiv auf Qi; beseitigt Blutstagnation; treibt Kälte aus; eliminiert Wind; treibt Schleim aus.
Kontraindikationen:	Nicht einnehmen bei Hautkrankheiten infolge des Syndroms Bluthitze und während der Erholung von chronischen Erkrankungen.

Ingwer, frisch

(Sheng Jiang/Rhizoma Zingiberis officinalis recens)

Wesen:	Warm; scharf
Affinität:	Lunge, Magen und Milz
Wirkrichtung:	Aufsteigend
Qualität:	Yang
Zugeordnetes Element:	Metall
Wirkungsweise:	Unterstützt Yang; wirkt positiv, regulierend und tonisierend auf das Qi; beseitigt Blutstagnation; treibt Kälte aus; sediert Yin; wandelt Schleim um; lindert Brechreiz; wirkt schweißtreibend.
Unterstützende Wirkung zu Naturheilmitteln:	Bei Behandlung von Erkältungen, Brechreiz, Schleimbildung, Husten, Durchfall, Rheumatismus, akuter Hodenentzündung, pfeifendem Atem, verstopfter Nase, allgemeiner Mattigkeit nach einer Entbindung usw.
Kontraindikationen:	Nicht einnehmen bei Yin-Mangel, Innerer Hitze oder während der Schwangerschaft.
Bemerkung:	Wirkt bei langfristigem Gebrauch toxisch!

Ingwer, getrocknet

(Gan Jiang/Rhizoma Zingiberis officinalis)

Wesen:	Heiß; scharf
Affinität:	Lunge, Magen und Milz
Wirkrichtung:	Aufsteigend
Qualität:	Yang
Zugeordnetes Element:	Metall
Wirkungsweise:	Unterstützt Yang; wirkt positiv und regulierend auf das Qi; beseitigt Blutstagnation; treibt Kälte aus; sediert Yin; wärmt und stabilisiert die Mitte; öffnet die Meridiane; wirkt schleimlösend.
Unterstützende Wirkung zu Naturheilmitteln:	Bei Behandlung von Magenschmerzen infolge von Kälte, Brechreiz, Durchfall, Hand- und Fußkälte, Rheumatismus, morgendliche Übelkeit, Nasenbluten, wäßrigem Durchfall, hohem Cholesterinspiegel, niedrigem Blutdruck, aufgetriebenem Leib, Vergiftungen durch Eisenhut oder Rhododendron, Fischvergiftungen, „Reisekrankheit“, Darmhernie, Magen- und Zwölffingerdarmgeschwüren, Malaria, bakterieller Ruhr usw.
Kontraindikationen:	Nicht einnehmen bei Yin-Mangel, Innerer Hitze, Blutungen infolge von heißem Blut oder während der Schwangerschaft.
Bemerkung:	Wirkt bei langfristigem Gebrauch toxisch!

Joghurt

Wesen:	Kalt; sauer und süß
Qualität:	Yin
Zugeordnetes Element:	Holz und Erde
Kontraindikationen:	Nicht einnehmen bei Magen/Milz-Yang-Mangel, Schleim-Feuchtigkeit-Syndrom oder Durchfall.

Kaffee

Wesen:	Warm; bitter und süß
Affinität:	Herz
Qualität:	Yin und Yang
Wirkungsweise:	Unterstützt Yang; fördert Feuchtigkeit; reguliert Kälte.
Kontraindikationen:	Nicht einnehmen bei sämtlichen Erkrankungen.
Bemerkung:	Wirkt bei langfristigem Gebrauch toxisch! Wirkt besonders negativ auf das Herz!

Kamille

(= Echte Kamille/Flos Matricariae chamomillae)

Wesen:	Kalt/warm; bitter
Affinität:	Milz und Leber
Qualität:	Yin und Yang
Zugeordnetes Element:	Feuer
Wirkungsweise:	Tonisiert Qi; beseitigt Qi-Stagnation; wirkt sedierend; entzündungshemmend; nervenstärkend.
Unterstützende Wirkung zu Naturheilmitteln:	Bei Behandlung von Leber-Qi-Stau, stagnierendem Milz-Qi, Schlaflosigkeit, Verdauungsbeschwerden, Schluckauf, Spasmen, Unruhe, Geschwüren, Menstruationsbeschwerden, Kopfschmerzen, Gelbsucht, Leberkrankheiten, Blasenschmerzen, Mundfäule, Verstopfung, Irritation usw.

Kaninchenfleisch

(= Hase/Tho)

Wesen:	Kühl; süß
Affinität:	Leber und Dickdarm
Qualität:	Yin und Yang
Zugeordnetes Element:	Erde
Wirkungsweise:	Unterstützt Yin; tonisiert Qi.
Bemerkung:	Übermäßiger Konsum ruft gesundheitliche Schädigungen und Vergiftungserscheinungen hervor.

Kapern

(Capparis spinosa)

Wesen:	Warm; scharf und bitter
Wirkrichtung:	Aufsteigend
Qualität:	Yang
Zugeordnetes Element:	Metall
Wirkungsweise:	Unterstützt Yang; reguliert und tonisiert Qi; sediert Yin; treibt Kälte aus; entfernt Stagnierendes Blut; treibt Wind aus; entfernt Feuchtigkeit.
Unterstützende Wirkung zu Naturheilmitteln:	Bei Behandlung von rheumatischer Arthritis, usw.

Kardamom

Wesen:	Warm; bitter, scharf und süß
Affinität:	Lunge und Milz
Wirkrichtung:	Aufsteigend

Qualität:	Yang
Zugeordnetes Element:	Feuer, Metall und Erde
Wirkungsweise:	Beseitigt Qi-Stagnation; treibt Schleim aus.

Karpfen

(Ca Chet)

Wesen:	Neutral; süß
Affinität:	Milz und Nieren
Qualität:	Yin und Yang
Zugeordnetes Element:	Erde
Wirkungsweise:	Reguliert Qi; wirkt harntreibend.

Kartoffel

(Khoai Tay)

Wesen:	Neutral; süß
Affinität:	Nieren, Milz und Magen
Wirkrichtung:	Aufsteigend
Qualität:	Yang
Zugeordnetes Element:	Erde
Wirkungsweise:	Tonisiert Qi und Xue; tonisiert die Milz; heilt Entzündungen; tonisiert Yin; reguliert Hitze.
Unterstützende Wirkung zu Naturheilmitteln:	Bei Behandlung von Mumps, Verbrennungen usw.

Käse

(Gan Lao)

Wesen:	Neutral; süß und sauer
Affinität:	Lunge
Wirkrichtung:	Auf- und Absteigend
Qualität:	Yin und Yang
Zugeordnetes Element:	Holz und Erde
Wirkungsweise:	Tonisiert Qi und Xue; tonisiert die Lunge; befeuchtet die Därme; nährt Yin; stillt Durst.
Unterstützende Wirkung zu Naturheilmitteln:	Bei Behandlung von Mangel-Fieber, Durst-Symptomatik, Verstopfung infolge von Trockenheit der Därme, Trockenheit der Haut, Hautunreinheiten und Hautveränderungen, Hautjucken (Pruritus) usw.
Kontraindikationen:	Nicht einnehmen bei Verdauungsschwäche.

Kastanie

(= Marone/Castanea vesca)

Wesen:	Warm; süß
Affinität:	Magen, Milz und Nieren
Qualität:	Yang
Zugeordnetes Element:	Erde
Wirkungsweise:	Unterstützt Yang; tonisiert Qi und Xue; wirkt positiv auf Qi; beseitigt Blutstagnation; treibt Kälte aus; sediert Yin; nährt Magen und Milz; tonisiert die Nieren; stärkt die Sehnen; aktiviert das Blut.
Unterstützende Wirkung zu Naturheilmitteln:	Bei Behandlung von Übelkeit und Brechreiz, Schwäche des unteren Rückens und der Knie, Bluthusten, Blutsturz (starke Blutungen), Brüchen, Quetschungen, Skrofeln (= Infektionskrankheit bei Kindern mit ekzematösen und geschwürigen Veränderungen an Mund, Nase und Ohren) usw.

Kirsche

(Anh Dao/Prunus avium)

Wesen:	Warm; süß
Affinität:	Herz, Milz und Magen
Qualität:	Yang
Zugeordnetes Element:	Erde
Wirkungsweise:	Unterstützt Yang; tonisiert Qi und Xue; wirkt positiv auf Qi; beseitigt Blutstagnation; treibt Kälte aus; sediert Yin; treibt Windfeuchtigkeit aus.
Unterstützende Wirkung zu Naturheilmitteln:	Bei Behandlung von Lähmungen, Taubheit in den vier Gliedmaßen, Frostbeulen, rheumatischen Schmerzen in der unteren Körperhälfte usw.
Kontraindikationen:	Nicht einnehmen bei Erbrechen.

Kiwi

(Actinidia chinensis)

Wesen:	Kalt; sauer
Qualität:	Yin
Zugeordnetes Element:	Holz
Wirkungsweise:	Tonisiert Qi und Xue; treibt Hitze aus.
Unterstützende Wirkung zu Naturheilmitteln:	Bei Behandlung von Hitze-Erkältung, Yang-Grippe usw.

Knoblauch

(Da Suan/Allium sativum)

Wesen:	Heiß; scharf, salzig und süß
Affinität:	Herz, Leber, Lunge, Magen, Dickdarm und Milz
Wirkrichtung:	Absteigend
Qualität:	Yang
Zugeordnetes Element:	Metall, Wasser und Erde
Wirkungsweise:	Unterstützt Yang; tonisiert und reguliert Qi; beseitigt Blutstagnation; treibt Kälte aus; sediert Yin; fördert den Fluß von trägem Qi; wärmt Magen und Milz; eliminiert Ernergiestau im Bauchbereich; neutralisiert Gifte; tötet Würmer; wirkt bakterizid und fungizid; entzündungshemmend; reguliert Feuchtigkeit.
Unterstützende Wirkung zu Naturheilmitteln:	Bei Behandlung von Verdauungsstörungen, Kälte-Magenschmerzen, Durchfall, Ödemen, Ruhr (Dysenterie), Malaria, Keuchhusten, Lungentuberkulose, Lungenentzündung, Schlangenbissen, Krebs, Hepatitis, Befall von Haken- oder Springwürmern, Bluthochdruck, Arteriosklerose, chronischer Bronchitis, Pilzerkrankungen, bakteriellen Erkrankungen, Parasitenbefall der weiblichen Geschlechtsorgane (Trichomoniase), Tumoren, zu hohem Blutzucker- und Cholesterinspiegel, Karbunkeln, Nasenbluten, Insektenstichen, Pneumokokkenpneumonie, Trachom, eitriger Mittelohrentzündung, überempfindlichen Zähnen, Tinea capitis, akuter Bindehautentzündung, Geschwüren, dickem Blut, Impotenz, Lähmungen, Zittern, Wehenschwäche usw.
Kontraindikationen:	Nicht einnehmen bei Yin-Mangel verbunden mit Auflodern von Unechtem Feuer, Augenkrankheiten, Aphthen, Zahn-, Zungen- und Halskrankheiten.
Bemerkung:	Kann gelegentlich Blasen, Reizungen oder Ekzeme (Dermatitis) hervorrufen und wirkt leicht toxisch.

Knopfpilze

Wesen:	Kühl; süß
Affinität:	Lunge, Dickdarm, Magen und Milz
Wirkrichtung:	Absteigend
Qualität:	Yin und Yang
Zugeordnetes Element:	Erde
Wirkungsweise:	Tonisiert Qi und Xue; kühlt Hitze; sediert Yang; beruhigt den Geist; wirkt appetitanregend; reguliert Qi; transformiert Schleim.
Unterstützende Wirkung zu Naturheilmitteln:	Bei Behandlung von Brechreiz, Durchfall, Krebs usw.
Bermerkung:	Übermäßiger Verzehr kann Qi behindern.

Kohl

(Cai/Brassica)

Wesen:	Neutral; süß
Affinität:	Dickdarm und Magen
Wirkrichtung:	Aufsteigend
Qualität:	Yang
Zugeordnetes Element:	Erde
Wirkungsweise:	Tonisiert Qi und Xue; lindert Depressionen; fördert die Verdauung.
Unterstützende Wirkung zu Naturheilmitteln:	Bei Behandlung von Hitze-Husten, Verstopfung, Rotlauf usw.
Kontraindikationen:	Nicht einnehmen bei Qi-Mangel, Magen-Yang-Mangel oder Übelkeit.

Kohlrabi

(Su Hao)

Wesen:	Neutral; scharf, süß und bitter
Affinität:	Milz, Herz und Lunge
Wirkrichtung:	Aufsteigend
Qualität:	Yin und Yang
Zugeordnetes Element:	Feuer, Erde und Metall
Wirkungsweise:	Unterstützt Yang; wirkt positiv auf Qi; reguliert Qi; tonisiert Qi und Xue; trocknet Feuchtigkeit; wirkt schweißtreibend; beseitigt Blutstagnation; treibt Kälte aus; sediert Yin.
Unterstützende Wirkung zu Naturheilmitteln:	Bei Behandlung von Harnzwang (Dysurie), Blutstuhl (Hämafäkie), Schwellungen infolge von Nebenhöhlenentzündungen, Schwellungen des Hodensacks usw.
Kontraindikationen:	Nicht einnehmen während der Genesung von Krankheiten (Rekonvaleszenz); bei Hautausschlägen kann übermäßiger Verzehr sowohl Qi als auch Xue (Blut) schädigen.

Kokosnußfleisch

(Dua/Cocos nucifera)

Wesen:	Neutral; süß
Affinität:	Herz
Wirkrichtung:	Aufsteigend
Qualität:	Yang
Zugeordnetes Element:	Erde
Wirkungsweise:	Tonisiert Qi und Xue; treibt Wind aus; wurmtreibend.
Unterstützende Wirkung zu Naturheilmitteln:	Bei Behandlung von Unterernährung bei Kindern usw.

Kokosnußmilch

(Nuoc Dua)

Wesen:	Warm; süß
Qualität:	Yang
Zugeordnetes Element:	Erde
Wirkungsweise:	Tonisiert Qi und Xue; unterstützt Yang; wirkt positiv auf Qi; beseitigt Blutstagnation; treibt Kälte aus; sediert Yin; neutralisiert Sommerhitze; stillt Durst; befeuchtet Yin.
Unterstützende Wirkung zu Naturheilmitteln:	Bei Behandlung von Diabetes, Bluthusten, Ödemen usw.
Kontraindikationen:	Nicht einnehmen bei Qi-Mangel.

Kopfsalat

(Xa leach/Lactuca sativa)

Wesen:	Kühl; süß und bitter
Affinität:	Dickdarm und Magen
Wirkrichtung:	Absteigend
Qualität:	Yin und Yang
Zugeordnetes Element:	Feuer und Erde
Wirkungsweise:	Tonisiert Qi und Xue; kühlt Hitze; sediert Yang; trocknet Feuchtigkeit; wirkt harntreibend.
Unterstützende Wirkung zu Naturheilmitteln:	Bei Behandlung von vermehrtem Harnfluß (Oligurie), Blutharn (Hämaturie), Ausbleiben der Milch bei Wöchnerinnen (Agalaktie) usw.
Kontraindikationen:	Nicht einnehmen bei Augenkrankheiten.
Bemerkung:	Übermäßiger Verzehr führt zu verschwommener Sicht.

Koriander

(Hu Sui/Coriandrum sativum)

Wesen:	Warm; scharf und sauer
Affinität:	Magen, Lunge und Milz
Wirkrichtung:	Aufsteigend
Qualität:	Yang
Zugeordnetes Element:	Metall und Holz
Wirkungsweise:	Reguliert Qi; treibt Kälte aus; beseitigt Blutstagnation; sediert Yin; wirkt schweißtreibend; fördert den Ausbruch von Masern; verdauungsfördernd; verringert Gegenläufiges Qi; schleimlösend.
Unterstützende Wirkung zu Naturheilmitteln:	Bei Behandlung von Verdauungsschwäche, überlanger Inkubationszeit von Masern, Krämpfen, Appetitlosigkeit, Rheumatismus, Gelenkschmerzen, Magenschmerzen, Hämorrhoiden,

	Pocken, Ruhr, Verstopfung, Analprolaps, Übelkeit, Hernie usw.
Kontraindikationen:	Nicht einnehmen wenn die Masern schon ausgebrochen sind.
Bemerkung:	Kann bei langfristigem Gebrauch Gedächtnis und Sehkraft beeinträchtigen.

Krebstiere, Krabben

(Tom/Cua)

Wesen:	Kalt; salzig
Affinität:	Leber und Magen
Wirkrichtung:	Sinkend
Qualität:	Yin
Zugeordnetes Element:	Wasser
Wirkungsweise:	Kühlt Hitze; befeuchtet Trockenheit; tonisiert Yin; beseitigt Blutstagnation; fördert das Zusammenwachsen der Knochen nach Knochenbrüchen; treibt Hitze aus; wandelt Schleim um.
Unterstützende Wirkung zu Naturheilmitteln:	Bei Behandlung von Knochenbrüchen, Giftsumach (verursacht bei Kontakt einen juckenden Hautausschlag), Verletzungen usw.
Kontraindikationen:	Nicht einnehmen bei Windkrankheiten, Magen-Yang-Mangel nach Genesung von äußeren Krankheiten.
Bemerkung:	Bei übermäßigem Konsum tritt toxische Wirkung ein!

Kümmel

(Carum carvi)

Wesen:	Warm; scharf und süß
Affinität:	Blase, Nieren und Milz
Qualität:	Yang
Zugeordnetes Element:	Metall und Erde
Wirkungsweise:	Schleimlösend; blähungswidrig; beruhigend.

Kumquat

(Fortunella swingle)

Wesen:	Kalt; bitter und sauer
Qualität:	Yin
Zugeordnetes Element:	Feuer und Holz
Wirkungsweise:	Tonisiert Qi und Xue; reguliert Hitze aus.
Unterstützende Wirkung zu Naturheilmitteln:	Bei Behandlung von Hitze-Erkältung, Yang-Gripe, Kopfschmerzen usw.

Kurkuma

(= Gelbwurzel/Jiang Huang bzw. Yu Jin/Curcuma longa)

Wesen:	Warm; scharf und bitter
Affinität:	Herz, Lunge und Leber
Wirkrichtung:	Absteigend
Qualität:	Yang
Zugeordnetes Element:	Metall, Feuer und Erde
Wirkungsweise:	Reguliert, tonisiert und wirkt positiv auf Qi; regt Milz und Leber an; appetitsteigernd; blutstillend; kühlt Xue ab; blutgerinnselauflösend; kräftigt und stimuliert die Gallenblase; schmerzstillend; Gebärmutter anregend; antibiotisch; leicht empfängnisverhütend; beseitigt Blutstagnation.
Unterstützende Wirkung zu Naturheilmitteln:	Bei Behandlung von zu niedrigem Blutdruck, traumatischem Schock, Zuständen halber Bewußtlosigkeit, Hysterie, Entzündungen, Ödemen, Schmerzen im Brustkorb, Ausbleiben der Regel (Amenorrhö), „Resistenz“ im Unterleib, traumatischen Verletzungen, Schwellungen, Gelbsucht, Nasenbluten, Karbunkeln, Blutharnen (Hämaturie), durch wunde Stellen und Tinea bedingten Schmerzen und Juckreiz, Zahnschmerzen, Koliken, Darmblähungen (Flatulenz), Appetitlosigkeit, Milz-Qi-Schwäche, Kälte-Feuchtigkeit, Depressionen, Nervosität, inneren Blutungen, Angina pectoris, Krämpfen, Tobsuchtsanfällen, Muskel- und Gelenkschmerzen im Schultergürtelbereich, Verstopfung usw.
Kontraindikationen:	Nicht einnehmen bei Schwangerschaft.

Kürbis

(Qua Bi Ngo/Cucurbita pepo)

Wesen:	Neutral; süß
Affinität:	Lunge und Milz
Wirkrichtung:	Aufsteigend
Qualität:	Yin und Yang
Zugeordnetes Element:	Feuer und Erde
Wirkungsweise:	Tonisiert Qi und Xue; trocknet Feuchtigkeit; wirkt schweißtreibend.
Unterstützende Wirkung zu Naturheilmitteln:	Bei Behandlung von Bronchialasthma usw.

Kürbiskerne

Wesen:	Neutral; bitter und süß
Affinität:	Dickdarm, Milz und Blase
Qualität:	Yin und Yang
Zugeordnetes Element:	Feuer und Erde
Wirkungsweise:	Tonisiert Qi und Xue.

Kuzu

Wesen:	Süß
Wirkrichtung:	Absteigend
Qualität:	Yin und Yang
Zugeordnetes Element:	Erde
Wirkungsweise:	Tonisiert Qi und Xue; kühlt Hitze; tonisiert Yin; erzeugt Flüssigkeit; stillt Durst; lindert Depressionen.
Unterstützende Wirkung zu Naturheilmitteln:	Bei Behandlung von Durst, Hitze-Hautausschlägen, Heiserkeit, Zahnschmerzen, Kater usw.

Lachs

Wesen:	Neutral; süß
Affinität:	Milz und Magen
Qualität:	Yin und Yang
Zugeordnetes Element:	Erde

Lammkeule

(Thit Cuu)

Wesen:	Heiß; süß
Affinität:	Milz und Nieren
Wirkrichtung:	Aufsteigend
Qualität:	Yang
Zugeordnetes Element:	Erde
Wirkungsweise:	Tonisiert Qi und Xue; kühlt Hitze; wirkt positiv auf Feuchtigkeit; wirkt wurmtötend; neutralisiert Gifte.
Unterstützende Wirkung zu Naturheilmitteln:	Bei Behandlung von Ruhr (Dysenterie), Durchfall, Ekzemen, Insektenbissen usw.
Kontraindikationen:	Nicht einnehmen bei Innerer Feuchtigkeit.
Bemerkung:	Gilt als in geringem Maß giftig.

Lammnieren

(Than Cuu)

Wesen:	Warm; süß
Qualität:	Yang
Zugeordnetes Element:	Erde
Wirkungsweise:	Unterstützt Yang; tonisiert Qi und Xue; treibt Kälte aus; sediert Yin; beseitigt Qi- und Blutstagnation; tonisiert die Nieren; wirkt positiv auf Jing (Essenz) und Knochenmark.

Unterstützende Wirkung zu Naturheilmitteln:	Bei Behandlung von Erschöpfungszuständen, Schmerzen im unteren Rückenbereich und allgemein im Bereich der Wirbelsäule, Diabetes, vermehrter Harnausscheidung (Polyurie), Schwäche der Beine und Knie, Taubheit, Impotenz, Blasenschwäche (Bettnässen) usw.

Lauch

(= Porree/He/Allium porrum)

Wesen:	Warm; scharf
Affinität:	Lunge und Magen
Wirkrichtung:	Auf- und Absteigend
Qualität:	Yin und Yang
Zugeordnetes Element:	Holz und Metall
Wirkungsweise:	Unterstützt Yang; tonisiert, reguliert und fördert das Qi; beseitigt Blutstagnation; treibt Kälte aus; sediert Yin; kühlt Magen-Hitze; appetitfördernd.
Unterstützende Wirkung zu Naturheilmitteln:	Bei Behandlung von Durchfall, Blutungen, Schluckbeschwerden (Dysphagie) usw.

Leinsamen

(Linum usitatissimum)

Wesen:	Neutral; süß
Affinität:	Dickdarm, Leber und Milz
Qualität:	Yang
Zugeordnetes Element:	Erde
Wirkungsweise:	Unterstützt Yang; tonisiert das Qi; wirkt abführend; schmerzstillend; entzündungshemmend; krampflösend.

Lilienblüte

(Kim Cham)

Wesen:	Kühl; süß
Wirkrichtung:	Absteigend
Qualität:	Yang
Zugeordnetes Element:	Erde
Wirkungsweise:	Tonisiert Qi und Xue; kühlt Hitze; sediert Hitze; sediert Yang; wirkt positiv auf Hitze-Feuchtigkeit; erweitert Brustkorb und Zwerchfell.
Unterstützende Wirkung zu Naturheilmitteln:	Bei Behandlung von Harnzwang (Dysurie), Blutharnen (Hämaturie), Gelbsucht, Blutandrang in der Brust, Schlaflosigkeit, blutenden Hämorrhoiden usw.

Longanenfrucht

(Lung Yan)

Wesen:	Warm; süß
Affinität:	Milz und Herz
Qualität:	Yang
Zugeordnetes Element:	Erde
Wirkungsweise:	Unterstützt Yang; tonisiert Qi und Xue; wirkt positiv auf Qi; beseitigt Blutstagnation; treibt Kälte aus; sediert Qi; wirkt positiv auf Herz und Milz; schützt den Geist.
Unterstützende Wirkung zu Naturheilmitteln:	Bei Behandlung von Schwächezuständen, Schlaflosigkeit, Krämpfen, Amnesie, nervöser Reizbarkeit usw.
Kontraindikationen:	Nicht einnehmen bei zähem Schleim oder Feuchtigkeit.

Lorbeerblatt

Wesen:	Warm; scharf
Wirkrichtung:	Aufsteigend
Qualität:	Yang
Zugeordnetes Element:	Metall
Wirkungsweise:	Unterstützt Yang; reguliert und tonisiert Qi; beseitigt Blutstagnation; treibt Kälte aus; sediert Yin.
Unterstützende Wirkung zu Naturheilmitteln:	Bei Behandlung von Hautausschlägen bei Kindern (insbesondere, wenn der Ausschlag hinter den Ohren auftritt), Haut-Juckreiz (Pruritus) usw.

Lotossamen

(Hat Sen)

Wesen:	Neutral; süß
Affinität:	Milz, Herz und Nieren
Wirkrichtung:	Aufsteigend
Qualität:	Yang
Zugeordnetes Element:	Erde
Wirkungsweise:	Tonisiert Qi und Xue; nährt das Herz; tonisiert Nieren und Milz; wirkt adstringierend auf die Därme.
Unterstützende Wirkung zu Naturheilmitteln:	Bei Behandlung von durch Träume verursachten Schlafstörungen, Samenfluß (Spermatorrhö), Harnzwang (Dysurie), Durchfall infolge von Mangelzuständen, Vaginalblutungen usw.
Kontraindikationen:	Nicht einnehmen bei Stauungszuständen im Mittleren Erwärmer oder Durchfall infolge von Flüssigkeitsmangel.

Lotoswurzel

(Cu Sen)

Wesen:	Kalt; süß
Affinität:	Magen, Milz und Herz
Wirkrichtung:	Absteigend
Qualität:	Yin und Yang
Zugeordnetes Element:	Erde
Wirkungsweise:	Tonisiert Qi und Xue; kühlt Hitze; tonisiert Yin; kühlt Xue (frisch); tonisiert die Milz; wirkt appetitanregend; fördert die Muskelbildung; lindert im gekochten Zustand Durchfall.
Unterstützende Wirkung zu Naturheilmitteln:	Im frischen Zustand bei Behandlung von Durst-Symptomatik, Bluthusten, Nasenbluten, Harnzwang (Dysurie); im gekochten Zustand bei Behandlung von Appetitlosigkeit (Anorexie), Durchfall usw.

Löwenzahn

(Pu Gong Ying/Taraxacum officinale)

Wesen:	Kalt; bitter und süß
Affinität:	Leber und Magen
Qualität:	Yin und Yang
Zugeordnetes Element:	Holz und Erde
Wirkungsweise:	Reguliert Qi; vertreibt Hitze; wirkt fiebersenkend; entgiftend; blutreinigend; auflösend.
Unterstützende Wirkung zu Naturheilmitteln:	Bei Behandlung von Schwellungen, Brusttumoren, Abszessen, Tumoren und Knötchen in der Lunge, Verstopfung, „Leberfeuer", Entzündungen, akuter Brustdrüsenentzündung (Mastitis) und Gallenblasenentzündung, Karbunkeln, wunden Stellen, chronischer Gastritis, Infektion der Harnwege, Hepatitis, akuter Bronchitis, akuter Mandelentzündung, fiebriger Erkältung infolge von „Hitze"-Erkrankung, Mumps (Parotitis), Lungenentzündung, akuter Pankreatitis, Blinddarmentzündung, Dermatitis, postoperativer Infektion, Magen- und Zwölffingerdarmgeschwüren, blutunterlaufenen Augen, die nicht durch Alkohol oder Schlafmangel bedingt sind, Augenentzündungen (Augapfel oder Bindehaut), Gallensteinen, Rheuma, Gelbsucht usw.
Kontraindikationen:	Nicht einnehmen bei Yang-Mangel, Gallenkoliken.
Bemerkung:	Kann allergische Reaktionen (z. B. Kontaktdermatitis) hervorrufen.

Lycheefrucht

(= Litschi/Qua Vai/Litchis chinensis)

Wesen:	Warm; süß und sauer
Affinität:	Milz und Leber

Wirkrichtung:	Absteigend
Qualität:	Yin und Yang
Zugeordnetes Element:	Holz und Erde
Wirkungsweise:	Unterstützt Yang; tonisiert Qi und Xue; fördert Qi; beseitigt Blutstagnation; treibt Kälte aus; sediert Yin; fördert die Produktion von Körpersäften; reguliert Qi; wirkt schmerzlindernd.
Unterstützende Wirkung zu Naturheilmitteln:	Bei Behandlung von Schluckauf, Durst-Symptomatik, Magenschmerzen, Skrofeln (= Infektionskrankheit bei Kindern mit ekzematösen und geschwürigen Veränderungen an Mund, Nase und Ohren), Zahnschmerzen, morgendlichem Durchfall im Alter usw.
Kontraindikationen:	Nicht einnehmen bei Yin-Mangel und Innerer Hitze.

Mais, süß

(Yumixu/Zea mays)

Wesen:	Neutral; süß
Affinität:	Nieren, Dickdarm und Magen
Qualität:	Yang
Zugeordnetes Element:	Erde
Wirkungsweise:	Tonisiert Qi und Xue; reguliert den Mittleren Erwärmer; appetitanregend; entwässernd (bzw. harntreibend); reguliert Flüssigkeiten.
Unterstützende Wirkung zu Naturheilmitteln:	Bei Behandlung von Herzkrankheiten, Schwäche der Sexualkraft, Bluthochdruck, zu hohem Blutzuckerspiegel, Gelbsucht, akuter und chronischer Nierenentzündung (Nephritis), Hepatitis, Blasen- oder Gallensteinen, Gallenblasenentzündung (Cholezystitis), Beriberi, milchigem und blutigem Urin (Hämatochylurie), Bluterbrechen (Hämatemesis), Ödemen, Durchfall, Tumoren usw.

Majoran

(Origanum majorana)

Wesen:	Kühl; bitter, scharf und süß
Affinität:	Herz, Nieren, Milz und Lunge
Wirkrichtung:	Aufsteigend
Qualität:	Yin und Yang
Zugeordnetes Element:	Feuer, Metall und Erde
Wirkungsweise:	Unterstützt Yang; tonisiert Xue; wirkt positiv auf Qi; beseitigt Blutstagnation; schweißtreibend; wandelt Feuchtigkeit um; tonisiert Yin.
Unterstützende Wirkung zu Naturheilmitteln:	Bei Behandlung von Erkältungen, Fieber, Brechreiz, Ansammlungen (Kongestion) im Brustbereich, Durchfall, Gelbsucht, Rachitis bei Kindern, Hautjucken (Pruritus), Weißfluß usw.

Makrele

(Ca Thu)

Wesen:	Neutral; süß
Affinität:	Leber und Magen
Wirkrichtung:	Aufsteigend
Qualität:	Yang
Zugeordnetes Element:	Erde
Wirkungsweise:	Tonisiert Qi und Xue; wandelt Feuchtigkeit um; wirkt positiv auf Qi; harnfördernd.
Unterstützende Wirkung zu Naturheilmitteln:	Bei Behandlung von Beriberi, Feuchtem Bi-Syndrom (Biao-Erkrankungen, Rheumatismus) usw.

Malzzucker

Wesen:	Warm; süß
Affinität:	Lunge, Magen und Milz
Qualität:	Yang
Zugeordnetes Element:	Erde
Wirkungsweise:	Tonisiert Qi und Xue; unterstützt Yang; wirkt positiv auf Qi; beseitigt Blutstagnation; treibt Kälte aus; sediert Yin; entspannt den Mittleren Erwärmer; erzeugt Flüssigkeit; befeuchtet Trockenheit.
Unterstützende Wirkung zu Naturheilmitteln:	Bei Behandlung von schmerzhaftem Drang z. B. beim Harn oder Stuhlgang (Tenesmus), Bauchschmerzen, Husten infolge von Trockenheit, Bluthusten, Durst, Heiserkeit, Verstopfung usw.

Mandarine

(Qua Quyt/Citrus reticulata)

Wesen:	Kühl; süß und sauer
Affinität:	Lunge, Magen und Milz
Wirkrichtung:	Absteigend
Qualität:	Yin und Yang
Zugeordnetes Element:	Holz und Erde
Wirkungsweise:	Tonisiert Qi und Xue; kühlt Hitze; sediert Yang; appetitanregend; reguliert Qi; stillt Durst; befeuchtet die Lunge; tonisiert Yin.
Unterstützende Wirkung zu Naturheilmitteln:	Bei Behandlung von Stauungen in der Brust, Brechreiz, Erbrechen, Diabetes, Schluckauf usw.
Kontraindikationen:	Nicht einnehmen bei Husten und Schleimbildung durch Angriff von Windkälte.

Mandel, bitter

(Bei Xing/Prunus armeniaca)

Wesen:	Warm; bitter
Affinität:	Lunge und Dickdarm
Qualität:	Yang
Zugeordnetes Element:	Feuer
Wirkungsweise:	Tonisiert Qi und Xue; befeuchtet die Lunge; lindert Husten; wandelt Schleim um; verringert das Gegenläufige Qi; wirkt örtlich betäubend; muskelentspannend.
Unterstützende Wirkung zu Naturheilmitteln:	Bei Behandlung von Husten, pfeifendem Atem, starker Verschleimung, Asthma, Verstopfung, Scheidenjucken (Pruritus vulvae), durch Parasiten bedingten Ausfluß (Trichomoniase), chronischer Bronchitis, trockenem Hals usw.
Kontraindikationen:	Nicht einnehmen bei Feuchtem Schleim.
Bemerkung:	Wirkt im rohen Zustand giftig, da sie Blausäure enthält! – Achtung: Die Einnahme von mehr als 45 ml Bittermandelöl wirkt tödlich (beeinträchtigt die Funktion des zentralen Nervensystems und führt zu Atemversagen)!!! – Vergiftungen durch Bittermandeln oder Aprikosenkerne können sehr erfolgreich mit einer Arznei, die hauptsächlich aus Wurzeln und Rinden des Aprikosenbaumes hergestellt wird, geheilt werden (ohne daß der Patient zahllose synthetische Medikamente aus der westlichen Schulmedizin einnehmen muß, ihm der Magen ausgespült wird und er künstlich beatmet werden muß)!

Mandel, süß

(Nan Xing/Prunus Dulcis syn. amygdalus)

Wesen:	Neutral; süß
Affinität:	Lunge
Qualität:	Yang
Zugeordnetes Element:	Erde
Wirkungsweise:	Tonisiert Qi und Xue; befeuchtet die Lunge; lindert Husten; wandelt Schleim um; verringert das Gegenläufige Qi; wirkt leicht abführend; tonisiert Yin der Leitbahn Lu.
Unterstützende Wirkung zu Naturheilmitteln:	Bei Behandlung von Husten usw.
Kontraindikationen:	Nicht einnehmen bei Feuchtem Schleim.

Mango

(Xoai/Mangifera indica)

Wesen:	Kalt; süß und sauer
Affinität:	Magen

Wirkrichtung:	Absteigend
Qualität:	Yin und Yang
Zugeordnetes Element:	Holz und Erde
Wirkungsweise:	Tonisiert Qi und Xue (Blut); kühlt Hitze; sediert Yang; wirkt positiv auf den Magen; lindert Brechreiz; stillt Durst; wirkt harntreibend; tonisiert Yin.
Unterstützende Wirkung zu Naturheilmitteln:	Bei Behandlung von Husten, Durst, Lungenkrankheiten, Bluthochdruck usw.
Kontraindikationen:	Nicht einnehmen bei Erkältungen, Verdauungsschwäche, vermehrter Harnausscheidung (Polyurie) oder während der Genesung (Rekonvaleszenz), da übermäßiger Konsum Hautjucken oder Hautausschlag verursachen kann.

Mangold

(Beta vulgaris var. cicla)

Wesen:	Kühl; süß
Affinität:	Lunge, Dickdarm, Magen und Milz
Wirkrichtung:	Absteigend
Qualität:	Yin und Yang
Zugeordnetes Element:	Erde
Wirkungsweise:	Tonisiert Qi und Xue (Blut); kühlt Hitze; sediert Yang; neutralisiert Gifte; lindert Stauungen; wirkt blutstillend; leicht abführend.
Unterstützende Wirkung zu Naturheilmitteln:	Bei Behandlung des verzögerten Ausbruchs von Masern, von Ruhr, Ausbleiben der Regel (Amenorrhö), Karbunkeln usw.

Maulbeere

Wesen:	Kalt; süß
Affinität:	Nieren und Leber
Wirkrichtung:	Absteigend
Qualität:	Yin und Yang
Zugeordnetes Element:	Erde
Wirkungsweise:	Tonisiert Qi und Xue (Blut); kühlt Hitze; tonisiert Yin; tonisiert die Leber; wirkt positiv auf die Nieren; beseitigt Wind-Symptomatik.
Unterstützende Wirkung zu Naturheilmitteln:	Bei Behandlung von Diabetes, Verstopfung, verschwommener Sicht, Ohrensausen, Skrofeln, Schwierigkeiten beim Beugen und Strecken der Gliedmaßen, Schlafstörungen usw.

Melasse

(Saccharum officinarum)

Wesen:	Warm; süß
Affinität:	Nieren, Milz und Leber
Qualität:	Yang
Zugeordnetes Element:	Erde
Wirkungsweise:	Tonisiert Qi und Xue.

Miesmuschel

(Hen)

Wesen:	Warm; salzig
Affinität:	Nieren, Magen und Leber
Qualität:	Yin und Yang
Zugeordnetes Element:	Wasser
Wirkungsweise:	Unterstützt Yang; tonisiert Qi; befeuchtet Trockenheit; wirkt positiv auf Qi; beseitigt Blutstagnation; treibt Kälte aus; sediert Yin; tonisiert Leber und Nieren; wirkt positiv auf Jing (Essenz) und Xue (Blut).
Unterstützende Wirkung zu Naturheilmitteln:	Bei Behandlung von Kropf, Schwindelgefühlen, nächtlichen Schweißausbrüchen, Impotenz, Hexenschuß (Lumbago), Vaginalblutungen, Weißfluß und Behinderungen und Schwellungen im Bauchbereich usw.

Milch

(= Kuhmilch/Sua)

Wesen:	Neutral; süß
Affinität:	Lunge, Magen und Herz
Wirkrichtung:	Aufsteigend
Qualität:	Yang
Zugeordnetes Element:	Erde
Wirkungsweise:	Tonisiert Qi und Xue; tonisiert bei Mangel; wirkt positiv auf Lunge und Magen; fördert die Produktion der Körpersäfte; befeuchtet den Darm; tonisiert Yin.
Unterstützende Wirkung zu Naturheilmitteln:	Bei Behandlung von Verdauungsschwäche, Schluckbeschwerden (Dysphagie), Diabetes, Verstopfung usw.
Kontraindikationen:	Nicht einnehmen bei Magen/Milz-Yang-Mangel, Schleim-Feuchtigkeit-Syndrom oder Durchfall.

Milch

(= Ziegenmilch/Sua)

Wesen:	Warm; süß
Affinität:	Magen
Wirkrichtung:	Aufsteigend
Qualität:	Yang
Zugeordnetes Element:	Erde
Wirkungsweise:	Tonisiert Qi.

Möhre

(= Mohrrübe oder Karotte/Huluobo/Daucus carota)

Wesen:	Neutral; süß
Affinität:	Lunge, Milz und Herz
Wirkrichtung:	Aufsteigend
Qualität:	Yang
Zugeordnetes Element:	Erde
Wirkungsweise:	Stärkt die Milz; löst Ansammlungen auf; tonisiert die Mitte; reguliert die Verdauung; wurmtreibend.
Unterstützende Wirkung zu Naturheilmitteln:	Bei Behandlung von Verdauungsschwäche, chronischem Durchfall (Ruhr), Husten, Masern, Keuchhusten, Windpocken usw.

Mu-err – schwarz

(= Morcheln, Wolkenohr-Pilze, black fungus/Nam Meo Den)

Wesen:	Neutral; süß
Affinität:	Dickdarm und Magen
Wirkrichtung:	Aufsteigend
Qualität:	Yang
Zugeordnetes Element:	Erde
Wirkungsweise:	Tonisiert Qi und Xue; kühlt das Blut; stoppt Blutungen.
Unterstützende Wirkung zu Naturheilmitteln:	Bei Behandlung von Blutharnen (Hämaturie), Vaginalblutungen, Hämorrhoiden, wäßrigen Augen, Zahnschmerzen, Krebs usw.
Kontraindikationen:	Nicht einnehmen bei wäßrigem Stuhl.

Mu-err – weiß oder silber

(= Morcheln, Wolkenohr-Pilze, white fungus/Nam Meo Trang)

Wesen:	Neutral; süß und neutral
Qualität:	Yang

Zugeordnetes Element:	Erde
Wirkungsweise:	Tonisiert Qi und Xue; eliminiert Feuchtigkeit; wirkt harntreibend; wässert Yin; befeuchtet die Lunge; nährt den Magen; erzeugt Flüssigkeit.
Unterstützende Wirkung zu Naturheilmitteln:	Bei Behandlung von Husten mit blutigem Auswurf, Durst, Krebs usw.
Kontraindikationen:	Nicht einnehmen bei Samenfluß (Spermatorrhö).

Mungbohne

(Ludou bzw. Dau Xanh/Phaseolus radiatus syn.)

Wesen:	Kühl; süß
Affinität:	Magen und Herz
Wirkrichtung:	Absteigend
Qualität:	Yin und Yang
Zugeordnetes Element:	Erde
Wirkungsweise:	Tonisiert Qi und Xue; vertreibt Hitze; sediert Yang; tonisiert Yin; neutralisiert Gifte; lindert Sommerhitze.
Unterstützende Wirkung zu Naturheilmitteln:	Bei Behandlung von Ödemen, Durchfall, Rotlauf (Erysipel), Diabetes, Harnzwang (Dysurie), Mumps, Verbrennungen zweiten Grades, zu hohem Cholesterinspiegel (Hyperlipämie), Arteriosklerose, Herzkrankheiten, toxischen Erkrankungen (z. B. Schwellungen, Furunkel, wunde Stellen, Karbunkel, Erysipel, Ruhr), Arzneimittelvergiftungen, Vergiftungen, die durch Blei, Kohle und Alkohol bedingt sind, Pestizidvergiftungen, Mumps (Parotitis) usw.
Kontraindikationen:	Nicht einnehmen bei kränklichem oder schwachem Zustand.

Mungbohnen-Sprossen

(Gia Dau Xanh)

Wesen:	Kalt; süß
Affinität:	Magen und Herz
Qualität:	Yin und Yang
Zugeordnetes Element:	Erde
Wirkungsweise:	Tonisiert Qi und Xue; vertreibt Hitze; tonisiert Yin; neutralisiert Gifte; wirkt positiv auf den Dreifachen Erwärmer.
Unterstützende Wirkung zu Naturheilmitteln:	Bei Behandlung von Alkoholismus, zu hohem Cholesterinspiegel (Hyperlipämie), Arteriosklerose, Herzkrankheiten usw.
Kontraindikationen:	Nicht einnehmen bei Magen/Milz-Yang-Mangel. Nicht einnehmen bei kränklichem oder schwachem Zustand.

Muschel

(Hen)

Wesen:	Kalt; salzig
Affinität:	Magen
Wirkrichtung:	Sinkend
Qualität:	Yin
Zugeordnetes Element:	Wasser
Wirkungsweise:	Kühlt Hitze; befeuchtet Trockenheit; tonisiert Yin; transformiert Schleim; erweicht Hartes.
Unterstützende Wirkung zu Naturheilmitteln:	Bei Behandlung von Diabetes, Ödemen, Schleimansammlungen, Skrofeln, Vaginalblutungen, Weißfluß, Hämorrhoiden usw.

Muskatnuß

(Rou Dou Kou/Myristica fragrans)

Wesen:	Warm; scharf
Affinität:	Magen, Dickdarm und Milz
Wirkrichtung:	Aufsteigend
Qualität:	Yang
Zugeordnetes Element:	Metall
Wirkungsweise:	Unterstützt Yang; tonisiert, reguliert und wirkt positiv auf Qi; beseitigt Blutstagnation; treibt Kälte aus; sediert Yin; wärmt den Mittleren Erwärmer (Magen); verringert Gegenläufiges Qi; fördert die Verdauung; „festigt" die Därme.
Unterstützende Wirkung zu Naturheilmitteln:	Bei Behandlung von Schmerzen und Schwellungen des Bauchs, Durchfall, Verdauungsschwäche, Brechreiz, Appetitlosigkeit, Blähungen, Sodbrennen, Bauchschmerzen usw.
Bemerkung:	Bei übermäßigem Verzehr können Halluzinationen, Euphorie, Realitätsverlust, Stupor, Desorientiertsein, Herzjagen, Magenschmerzen, Übelkeit und Erbrechen hervorgerufen werden. – Achtung: Große Überdosis führt zum Tode!!!

Nelke

(Dinh Huong/Eugenia caryophyllata)

Wesen:	Warm; scharf
Affinität:	Nieren, Milz und Magen
Wirkrichtung:	Aufsteigend
Qualität:	Yang
Zugeordnetes Element:	Metall
Wirkungsweise:	Unterstützt Yang; beseitigt Qi-Stagnation; treibt Kälte aus; schmerzstillend; bakterienhemmend.
Unterstützende Wirkung zu Naturheilmitteln:	Bei Behandlung von Zahnschmerzen usw.

Nierenbohnen

(= Kidneybohnen/Dau Quyen)

Wesen:	Neutral; süß und fade (neutral)
Affinität:	Herz und Leber
Qualität:	Yang
Zugeordnetes Element:	Erde
Wirkungsweise:	Tonisiert Qi und Xue; tonisiert Yin; kühlt Hitze; wirkt harntreibend; heilt Schwellungen; reguliert Nässestau.
Unterstützende Wirkung zu Naturheilmitteln:	Bei Behandlung von Ödemen, Beriberi usw.

Nori

(Algenart)

Wesen:	Kalt; süß und salzig
Affinität:	Lunge
Wirkrichtung:	Absteigend und sinkend
Qualität:	Yin und Yang
Zugeordnetes Element:	Erde
Wirkungsweise:	Tonisiert Qi und Xue; kühlt Hitze; tonisiert Yin; transformiert Schleim; erweicht Hartes; wirkt harntreibend.
Unterstützende Wirkung zu Naturheilmitteln:	Bei Behandlung von Kropf, Ödemen, Beriberi, Harnzwang (Dysurie), Husten, Bluthochdruck usw.

Olive

(Gan Lan)

Wesen:	Neutral; süß und sauer
Affinität:	Lunge und Magen (Öl: Milz und Leber)
Wirkrichtung:	Auf- und absteigend
Qualität:	Yin und Yang
Zugeordnetes Element:	Holz und Erde
Wirkungsweise:	Tonisiert Qi und Xue; reinigt die Lunge; wirkt positiv auf den Hals; fördert die Produktion der Körpersäfte; neutralisiert Gifte.
Unterstützende Wirkung zu Naturheilmitteln:	Bei Behandlung von Heiserkeit, Geschwüren, Durst, Husten, Bluthusten, Epilepsie, Alkoholismus, Ruhr (Dysenterie) usw.

Orange

(Citrus sinensis)

Wesen:	Kühl; süß und sauer
Affinität:	Leber

Qualität:	Yin
Zugeordnetes Element:	Holz und Erde
Wirkungsweise:	Tonisiert Yin; kühlt Hitze.

Oregano

Wesen:	Warm; bitter, scharf und süß
Affinität:	Lunge und Magen
Qualität:	Yang
Zugeordnetes Element:	Feuer, Metall und Erde

Paksoi

(= mustard green)

Wesen:	Warm; scharf
Affinität:	Lunge
Wirkrichtung:	Aufsteigend
Qualität:	Yang
Zugeordnetes Element:	Metall
Wirkungsweise:	Unterstützt Yang; tonisiert, reguliert und beeinflußt positiv Qi; beseitigt Blutstagnation; treibt Kälte und Schleim aus; sediert Yin; weitet die Lunge; erwärmt die Mitte.
Unterstützende Wirkung zu Naturheilmitteln:	Bei Behandlung von Kaltem Schleim, Husten mit Auswurf, eingeengter Brust usw.
Kontraindikationen:	Nicht einnehmen bei Hautausschlag, Augenkrankheiten, Hämorrhoiden, Analblutungen und Hitze-Krankheiten.

Papaya

(Fan Mu Gua/Carica papaya)

Wesen:	Neutral; süß und bitter
Wirkrichtung:	Aufsteigend
Qualität:	Yin und Yang
Zugeordnetes Element:	Feuer und Erde
Wirkungsweise:	Tonisiert Qi und Xue; trocknet Feuchtigkeit; fördert die Schweißabsonderung; ersetzt totes Gewebe (regenerierend) ohne umliegendes Gewebe zu schädigen; fördert die Milchproduktion.
Unterstützende Wirkung zu Naturheilmitteln:	Bei Behandlung von Magenschmerzen, Ruhr, Schwierigkeiten beim Stuhlgang und beim Wasserlassen, Wind-Bi-Syndrom (Rheumatismus), Krebs, Verdauungsstörungen, Verstopfung, Fußgeschwüren, Arthritis usw.
Bemerkung:	Kann bei Überempfindlichkeit allergische Reaktionen wie Nesselfieber in rohem Zustand hervorrufen.

Paprika

(= Chili, Cayennepfeffer, Spanischer Pfeffer, Tabasco, Peperoni/La Jiao/Capsicum spec.)

Wesen:	Heiß; scharf
Affinität:	Lunge, Magen, Milz und Herz
Wirkrichtung:	Aufsteigend
Qualität:	Yang
Zugeordnetes Element:	Metall
Wirkungsweise:	Unterstützt Yang; reguliert Qi; beseitigt Blutstagnation; treibt Kälte aus; sediert Yin; wärmt den Mittleren Erwärmer; wirkt appetitanregend und verdauungsfördernd.
Unterstützende Wirkung zu Naturheilmitteln:	Bei Behandlung von Kälte-Bauchschmerzen, Erbrechen, Durchfall, Frostbeulen, Rheumatismus, Arthritis, Entzündungen, Unterleibsschmerzen, Tinea, Malaria, Giftschlangenbissen, Hämatomen, Mumps (Parotitis), Beingeschwüren usw.
Kontraindikationen:	Darf nicht bei Yin-Mangel, Übermäßigem Feuer, Husten, Augenkrankheiten, wunden Stellen, Furunkeln, Zahnschmerzen und Hämorrhoiden eingenommen werden.
Bemerkung:	Zu häufiger Kontakt kann zu Dermatitis und übermäßiger Verzehr kann zu Lebertumoren führen.

Persimone

Wesen:	Kalt; süß
Affinität:	Lunge, Dickdarm und Herz
Wirkrichtung:	Absteigend
Qualität:	Yin und Yang
Zugeordnetes Element:	Erde
Wirkungsweise:	Tonisiert Qi und Xue; kühlt Hitze; tonisiert Yin; befeuchtet die Lunge; stillt Durst.
Unterstützende Wirkung zu Naturheilmitteln:	Bei Behandlung von Durst-Symptomatik, Husten, Bluthusten, Aphten, chronischer Bronchitis usw.
Kontraindikationen:	Nicht einnehmen bei Magen/Milz-Yang-Mangel, Feuchtem Schleim, Äußerem Husten, Durchfall oder Malaria.

Petersilie

(Petroselinum sativum)

Wesen:	Warm; bitter, scharf und salzig
Affinität:	Blase und Magen
Qualität:	Yin und Yang
Zugeordnetes Element:	Feuer, Metall und Wasser
Wirkungsweise:	Neutralisiert Gifte.

Pilz

Wesen:	Kühl; süß
Affinität:	Lunge, Dickdarm, Dünndarm, Magen und Milz
Wirkrichtung:	Absteigend
Qualität:	Yin und Yang
Zugeordnetes Element:	Erde
Wirkungsweise:	Tonisiert Qi und Xue; kühlt Hitze; sediert Yang; beruhigt den Geist; wirkt appetitanregend; reguliert Qi; transformiert Schleim.
Unterstützende Wirkung zu Naturheilmitteln:	Bei Behandlung von Brechreiz, Durchfall, Krebs usw.
Bermerkung:	Übermäßiger Verzehr kann Qi behindern.

Pfeffer – schwarz

(Hu Jiao bzw. Tieu Den/Piper nigrum)

Wesen:	Heiß; scharf und süß
Affinität:	Nieren, Herz, Magen und Dickdarm
Wirkrichtung:	Aufsteigend und schwebend
Qualität:	Yang
Zugeordnetes Element:	Metall und Erde
Wirkungsweise:	Unterstützt Yang; reguliert und wirkt positiv auf Qi; beseitigt Blutstagnation; treibt Kälte aus; erwärmt den Mittleren Erwärmer; verringert Gegenläufiges Qi; eliminiert Schleim; wirkt schweißtreibend; harntreibend; entgiftet den Körper.
Unterstützende Wirkung zu Naturheilmitteln:	Bei Behandlung von Kälte-Schleim, Verdauungsstörungen, Bauchschmerzen in Verbindung mit Kälte-Syndromen, Erbrechen klarer Flüssigkeit, Kälte-Durchfall, Nahrungsmittelvergiftung, Zahnschmerzen infolge von Wind, Nervenschwäche (Neurasthenie), Hautkrankheiten, Blähungen, Magenschmerzen, Übelkeit, Ruhr, Appetitlosigkeit, Malaria, Cholera, Asthma bei Kindern, Epilepsie, Krämpfen durch Kalziummangel bedingt, Gliederschmerzen, Frostbeulen, Hundertfüßerbisse, Nierenentzündung (Nephritis), durch Verdauungsstörungen bedingter Durchfall bei Kindern, chronischer Tracheitis, Keuchhusten, Hautkrankheiten usw.
Kontraindikationen:	Nicht einnehmen bei Yin-Mangel, Innerer Hitze, blutenden Magen- oder Darmgeschwüren, Hämorrhoiden oder während der Schwangerschaft.
Bemerkung:	Wirkt toxisch!

Pfeffer – weiß

(Hu Jiao bzw. Tieu Trang/Piper album)

Wesen:	Kalt; scharf und bitter
Affinität:	Magen, Dickdarm und Dünndarm
Wirkrichtung:	Aufsteigend
Qualität:	Yin und Yang
Zugeordnetes Element:	Feuer und Metall
Wirkungsweise:	Unterstützt Yang; kühlt Hitze; sediert Yang; trocknet Feuchtigkeit; wirkt schweißtreibend; tonisiert Yin; wirkt positiv auf Qi; beseitigt Blutstagnation; wirkt schmerzstillend; treibt Wind aus; wirkt schweißtreibend; harntreibend; schleimlösend; entgiftet den Körper.
Unterstützende Wirkung zu Naturheilmitteln:	Bei Behandlung von Erkältungen, Husten, Heiserkeit, Zahnschmerzen, Magenschmerzen, rheumatoider Arthritis, Ruhr, Elephantiasis der unteren Gliedmaßen, Blähungen, Krämpfen die durch Kalziummangel bedingt sind usw.
Kontraindikationen:	Nicht einnehmen bei blutenden Magen- oder Darmgeschwüren, Hämorrhoiden oder während der Schwangerschaft.

Pfefferminze

(Bo Heng/Mentha piperita)

Wesen:	Kalt; scharf
Affinität:	Lunge und Leber
Wirkrichtung:	Absteigend
Qualität:	Yin und Yang
Zugeordnetes Element:	Metall
Wirkungsweise:	Unterstützt Yang; reguliert Qi; tonisiert Xue; kühlt Hitze; sediert Yang; wirkt positiv auf Qi; beseitigt Blutstagnation; zerstreut Wind; neutralisiert Gifte; wirkt reinigend; zerteilend; erotisierend.
Unterstützende Wirkung zu Naturheilmitteln:	Bei Behandlung von äußerem Fieber, Kopfschmerzen, Heiserkeit, Verdauungsschwäche, Aphten, Zahnschmerzen, Hautausschlag, Migräne, Hitze-Feuchtigkeit in Milz und Magen, Wind-Hitze-Erkrankungen, Hitze-Feuchtigkeit in Leber und Gallenblase, Blutauswurf, Brechreiz, Blähungen, Diarrhö, Schweißlosigkeit, blutunterlaufenen Augen, Schnupfen, Würmern usw.
Kontraindikationen:	Nicht einnehmen bei Aufsteigendem Leber-Yang, Yin-Mangel, Blut-Trockenheit, Neigung zu starkem Schwitzen oder beim Stillen (stoppt Muttermilch).

Pfirsich

(Tao Ren/Prunus persica)

Wesen:	Warm; süß und sauer
Affinität:	Leber, Magen, Dünn- und Dickdarm
Wirkrichtung:	Absteigend
Qualität:	Yin und Yang
Zugeordnetes Element:	Holz und Erde
Wirkungsweise:	Tonisiert Qi und Xue; unterstützt Yang; wirkt positiv auf Qi; beseitigt Blut- und Qi-Stagnation; treibt Kälte aus; erzeugt Flüssigkeit; macht die Därme gleitfähig; aktiviert das Blut; eliminiert Ansammlungen.
Unterstützende Wirkung zu Naturheilmitteln:	Bei Behandlung von Husten infolge von Trockenheit der Lunge oder Lungenhitze, Verdauungsschwäche, Rheuma, Gicht usw.
Bemerkung:	Übermäßiger Konsum kann Innere Hitze erzeugen.

Pflaume

(Li/Prunus domestica)

Wesen:	Neutral; süß und sauer
Affinität:	Nieren und Leber
Wirkrichtung:	Auf- und absteigend
Qualität:	Yin und Yang
Zugeordnetes Element:	Holz und Erde
Wirkungsweise:	Tonisiert Qi und Xue; reinigt die Leber; kühlt Hitze; erzeugt Flüssigkeit; wirkt positiv auf Wasser; tonisiert Leber-Yin; abführend (getrocknet).
Unterstützende Wirkung zu Naturheilmitteln:	Bei Behandlung von Erschöpfung infolge von Mangel, Hitzeempfindungen, Diabetes, Bauchwassersucht, Leberkrankheiten, Müdigkeit usw.
Bemerkung:	Übermäßiger Konsum kann bei Patienten mit Qi-Mangel Magen und/oder Milz schädigen.

Pinienkerne

(Pinus gerardiana)

Wesen:	Warm; süß
Affinität:	Lunge, Dickdarm und Leber
Qualität:	Yang
Zugeordnetes Element:	Erde

Wirkungsweise:	Tonisiert Qi und Xue; unterstützt Yang; wirkt positiv auf Qi; beseitigt Blutstagnation; treibt Kälte aus; nährt die Körpersäfte; treibt Wind aus; befeuchtet die Lunge; macht die Därme „gleitfähiger“; tonisiert und reguliert die Säfte.
Unterstützende Wirkung zu Naturheilmitteln:	Bei Behandlung von Wind-Bi-Syndrom (Rheumatismus), Schwindelgefühlen, Husten infolge von Trockenheit, Bluthusten, Verstopfung usw.

Pisang

(= Paradiesfeige, Kaki, Kakiapfel, Kakipflaume, Dattelpflaume, Dattelfeige, chinesische Quitte/Shi Di/Diospyros kaki)

Wesen:	Kalt; süß
Affinität:	Dick- und Dünndarm
Wirkrichtung:	Absteigend
Qualität:	Yin und Yang
Zugeordnetes Element:	Erde
Wirkungsweise:	Tonisiert Qi und Xue; kühlt Hitze; tonisiert Yin; wirkt positiv auf Wasser; schärft die Sehkraft; treibt Schleim aus.
Unterstützende Wirkung zu Naturheilmitteln:	Bei Behandlung von chronischem Luftröhrenkatarrh, Urinverhaltung (Anurie), Harnzwang (Dysurie), Weißfluß, Blutharnen (Hämaturie), Keuchhusten, Gelbsucht, Ödemen, Ruhr, Nasenbluten, Bindehautentzündung, Augenschmerzen, Hautgeschwüren, Bluthochdruck usw.
Kontraindikationen:	Nicht einnehmen bei Samenfluß (Spermatorrhö), wegen der feuchtigkeitausscheidenden Natur der Frucht.

Pistazie

(Pistacia vera)

Wesen:	Neutral; bitter, sauer und süß
Affinität:	Nieren und Leber
Qualität:	Yin und Yang
Zugeordnetes Element:	Feuer, Holz und Erde
Wirkungsweise:	Tonisiert Yang; wirkt nährend.

Radieschen

Wesen:	Kühl; scharf und süß
Affinität:	Lunge und Magen
Qualität:	Yin
Zugeordnetes Element:	Metall und Erde
Wirkungsweise:	Tonisiert die Mitte; reguliert Hitze; neutralisiert Gifte.

Reis – Duftreis

(Gao Thom/Oryza sativa)

Wesen:	Neutral; süß
Affinität:	Magen und Milz
Wirkrichtung:	Aufsteigend
Qualität:	Yang
Zugeordnetes Element:	Erde
Wirkungsweise:	Tonisiert Qi und Xue; tonisiert die Mitte; wirkt positiv auf Qi; tonisiert die Milz; harmonisiert den Magen; lindert Depressionen; stillt Durst; lindert Durchfall.
Unterstützende Wirkung zu Naturheilmitteln:	Bei Behandlung von Durchfall, vermindertem Harnfluß, Durst usw.

Reis – Klebreis

(Gao Nep/Oryza sativa)

Wesen:	Warm; süß
Affinität:	Lunge
Qualität:	Yang
Zugeordnetes Element:	Erde
Wirkungsweise:	Unterstützt Yang; tonisiert Qi und Xue; wirkt positiv auf Qi; beseitigt Blutstagnation; treibt Kälte aus; sediert Yin; tonisiert den Mittleren Erwärmer.
Unterstützende Wirkung zu Naturheilmitteln:	Bei Behandlung von Diabetes, vermehrter Harnausscheidung (Polyurie), exzessiver Schweißabsonderung, Durchfall usw.
Kontraindikationen:	Nicht einnehmen bei Magen/Milz-Yang-Mangel, Schleim-Hitze oder Windkrankheit.

Reiskleie

Wesen:	Neutral; scharf und süß
Affinität:	Dickdarm und Magen
Wirkrichtung:	Aufsteigend
Qualität:	Yang
Zugeordnetes Element:	Erde und Metall
Wirkungsweise:	Unterstützt Yang; reguliert Qi; tonisiert Qi und Xue; verringert Körpersäfte; beseitigt Blutstagnation; treibt Kälte aus; sediert Yin.

Rettich

(Cu Cai/Raphanus sativus)

Wesen:	Kühl; scharf und süß
Affinität:	Lunge und Magen
Wirkrichtung:	Auf- und absteigend
Qualität:	Yang
Zugeordnetes Element:	Erde und Metall
Wirkungsweise:	Tonisiert Qi und Xue; unterstützt Yang; reguliert Qi; kühlt Hitze; sediert Yang; treibt Kälte aus; eliminiert Ansammlungen; transformiert Schleim-Hitze (zäher Schleim); verringert Gegenläufiges Qi; weitet den Mittleren Erwärmer; neutralisiert Gifte.
Unterstützende Wirkung zu Naturheilmitteln:	Bei Behandlung von Verdauungsschwäche, Schwellungen des Bauches, Schleim-Husten, Heiserkeit, Diabetes, Kopfschmerzen im Hinterkopf, Bluthusten, Nasenbluten, Ruhr, Befall der Vagina durch Trichomonaden (Trichomonadenkolpitis) usw.
Kontraindikationen:	Nicht einnehmen bei Mangel-Kälte.

Riementang

(Kelp, Seetang)

Wesen:	Kalt; salzig
Affinität:	Nieren, Magen und Milz
Wirkrichtung:	Sinkend
Qualität:	Yin
Zugeordnetes Element:	Wasser
Wirkungsweise:	Kühlt Hitze; befeuchtet Trockenheit; tonisiert Yin; erweicht Hartes; fördert den Fluß des Wassers; reguliert Hitze; neutralisiert Gifte; reguliert Feuer.
Unterstützende Wirkung zu Naturheilmitteln:	Bei Behandlung von Skrofeln (= Infektionskrankheit bei Kindern mit ekzematösen und geschwürigen Veränderungen an Mund, Nase und Ohren), Kropf, Ödemen, Schluckbeschwerden (Dysphagie), Hodenentzündung, Weißfluß usw.
Kontraindikationen:	Nicht einnehmen bei Magen- und Milz-Yang-Mangel oder Magen/Milz-Feuchtigkeit.

Rindfleisch

(Thit Bo)

Wesen:	Neutral; süß
Affinität:	Dickdarm, Magen und Milz
Qualität:	Yang
Zugeordnetes Element:	Erde

Wirkungsweise:	Tonisiert Qi und Xue; tonisiert Yin; tonisiert Magen/Milz; stärkt Sehnen und Knochen.
Unterstützende Wirkung zu Naturheilmitteln:	Bei Behandlung von starker Abmagerung, Ödemen, Diabetes, Yin-Mangel, Schmerzen im unteren Rückenbereich, schwachen Knien usw.
Kontraindikationen:	Nicht einnehmen bei Innerer Feuchtigkeit.

Rinderleber

(Gan Bo)

Wesen:	Neutral; süß
Wirkrichtung:	Aufsteigend
Qualität:	Yang
Zugeordnetes Element:	Erde
Wirkungsweise:	Tonisiert Qi und Xue; tonisiert die Leber; schärft die Sehkraft.
Unterstützende Wirkung zu Naturheilmitteln:	Bei Behandlung von Atrophie des Sehnervs, Nachtblindheit usw.

Rindernieren

(Than Bo)

Wesen:	Warm; süß
Affinität:	Nieren
Qualität:	Yang
Zugeordnetes Element:	Erde
Wirkungsweise:	Tonisiert Yang.

Roggen

(Secale cereale)

Wesen:	Neutral; bitter
Affinität:	Leber, Milz und Galle
Wirkrichtung:	Aufsteigend
Qualität:	Yin
Zugeordnetes Element:	Feuer
Wirkungsweise:	Trocknet Feuchtigkeit; wirkt harntreibend.
Unterstützende Wirkung zu Naturheilmitteln:	Bei Behandlung von Blutungen nach der Entbindung, Migräne usw.
Bemerkung:	Wirkt toxisch!

Romana-Salat

Wesen:	Kalt; bitter
Affinität:	Dickdarm und Magen
Qualität:	Yin
Zugeordnetes Element:	Feuer
Wirkungsweise:	Tonisiert Qi und Xue; kühlt Hitze; sediert Yang; trocknet Feuchtigkeit; fördert die Harnausscheidung.
Unterstützende Wirkung zu Naturheilmitteln:	Bei Behandlung von Alkoholismus usw.

Rosmarin

(Midiexiang/Rosmarinus officinalis)

Wesen:	Warm; scharf und süß
Affinität:	Herz, Nieren, Milz, Leber und Lunge
Wirkrichtung:	Aufsteigend
Qualität:	Yang
Zugeordnetes Element:	Metall und Erde
Wirkungsweise:	Unterstützt Yang; reguliert und wirkt positiv auf Qi; beseitigt Blutstagnation; treibt Kälte aus; sediert Yin; stärkt den Magen; wirkt schweißtreibend; antibakteriell; beruhigt den Geist; reguliert Schleim; tonisiert die weiblichen Geschlechtsorgane.
Unterstützende Wirkung zu Naturheilmitteln:	Bei Behandlung von Kopfschmerzen, zur Vorbeugung gegen frühzeitigen Haarausfall, schwacher Periodenblutung, Nervenberuhigung usw.
Bemerkung:	Wirkt toxisch, in größeren Mengen tödlich! Bei Überempfindlichkeit können Hauterkrankungen wie Kontaktdermatitis oder Augenreizungen hervorgerufen werden.

Rübe

(= Rote Bete/Beta vulgaris cruenta rubra)

Wesen:	Neutral; süß
Affinität:	Milz und Magen
Qualität:	Yang
Zugeordnetes Element:	Erde
Wirkungsweise:	Tonisiert Qi und Xue (Blut); tonisiert Yin; öffnet die Meridiane; verringert das Gegenläufige Qi; erweitert den Brustkorb; wirkt harntreibend; blutbildend.

Safran

(Fan Hong Hua/Crocus sativus)

Wesen:	Neutral; süß und sauer
Affinität:	Herz und Leber

Wirkrichtung:	Auf- und Absteigend
Qualität:	Yin und Yang
Zugeordnetes Element:	Holz und Erde
Wirkungsweise:	Tonisiert Qi und Xue; aktiviert das Blut; löst Verfestigungen auf; zerstreut Stagnierendes Qi; gebärmutteranregend; Herztätigkeit hemmend; schweißtreibend; Blutgefäße und Bronchien verengend; durchblutungsfördernd; krampflösend.
Unterstützende Wirkung zu Naturheilmitteln:	Bei Behandlung von Blutandrang in der Brust, Bluthusten, Ausbleiben der Regel (Amenorrhö), Bauchschmerzen nach der Geburt, Schlaflosigkeit, Gicht, Bluthochdruck, Quetschungen, Blutanschoppung, Blutgerinnseln, Schwellungen, zu schwacher Menstruationsblutung, Depressionen, Engegefühl in der Brust, Angst, Schock, Verwirrtheit (Geistes- und Gemütsstörungen), Periodenschmerzen usw.
Kontraindikationen:	Nicht einnehmen bei Schwangerschaft.
Bemerkung:	Achtung: Übermäßige Einnahme wirkt tödlich!

Salbeiblätter

(Dan Shen/Salvia officinalis)

Wesen:	Warm; scharf
Affinität:	Lunge und Magen
Qualität:	Yin und Yang
Zugeordnetes Element:	Metall
Wirkungsweise:	Schweißhemmend.
Unterstützende Wirkung zu Naturheilmitteln:	Bei Behandlung von Mundhöhlen- und Zahnfleischerkrankungen usw.

Salz

(Muoi)

Wesen:	Kalt; salzig
Affinität:	Dickdarm, Magen, Dünndarm und Nieren
Wirkrichtung:	Sinkend
Qualität:	Yin
Zugeordnetes Element:	Wasser
Wirkungsweise:	Kühlt Hitze; befeuchtet Trockenheit; tonisiert Yin; löst Erbrechen aus; kühlt das Blut; neutralisiert Gifte.
Unterstützende Wirkung zu Naturheilmitteln:	Bei Behandlung von Schwellungen und Schmerzen im Bauchbereich, Schwierigkeiten beim Stuhlgang, Harnzwang, Eiterfluß (Pyorrhö), Heiserkeit, Zahnschmerzen, Trübung der Hornhaut, Hautausschlag usw.
Kontraindikationen:	Nicht einnehmen bei Ödemen.

Sardine

Wesen:	Neutral; süß und salzig
Affinität:	Magen und Milz
Wirkrichtung:	Auf- und absteigend
Qualität:	Yin und Yang
Zugeordnetes Element:	Erde und Wasser
Wirkungsweise:	Tonisiert Qi und Xue; befeuchtet Trockenheit; tonisiert Yin; wärmt den Mittleren Erwärmer; wirkt positiv auf Qi; stärkt Sehnen und Knochen; aktiviert Xue; wirkt harntreibend und verdauungsfördernd.
Unterstützende Wirkung zu Naturheilmitteln:	Bei Behandlung von Schmerzen beim Urinieren usw.
Bemerkung:	Übermäßiger Konsum kann Feuer- und Schleim-Störungen verursachen.

Schnittlauch

(Allium schoenoprasum)

Wesen:	Warm; scharf und salzig
Affinität:	Nieren, Leber und Magen
Qualität:	Yin und Yang
Zugeordnetes Element:	Metall und Wasser
Wirkungsweise:	Tonisiert und reguliert Qi und Xue.

Schwammgurke

(= Flaschenkürbis/Si Gua Luo/Luffa aegyptiaca)

Wesen:	Neutral; süß
Affinität:	Lunge, Magen und Leber
Qualität:	Yang
Wirkungsweise:	Tonisiert Qi und Xue; durchblutungsfördernd; fördert den Fluß des Qi; fiebersenkend; schleimlösend; kühlt Hitze; antirheumatisch; befreit die Meridiane von Blockierungen; schmerzstillend; blutstillend.
Unterstützende Wirkung zu Naturheilmitteln:	Bei Behandlung von Gliederschmerzen, Engegefühl in der Brust, Rückenschmerzen, Bauchschmerzen, geschwollenen und schmerzenden Hoden, Ausbleiben der Regel, Hämorrhoiden, Darm- und Gebärmutterblutungen, Ausbleiben des Milchflusses während der Stillzeit, Arthritis, Rheumatismus in Gelenken und Sehnen, schmerzhaften Tumoren in der Brust usw.
Kontraindikationen:	Nicht einnehmen bei Kälte.

Schweinefleisch

(Thit Heo)

Wesen:	Neutral; süß und salzig
Affinität:	Magen, Milz und Nieren
Wirkrichtung:	Auf- und absteigend
Qualität:	Yin und Yang
Zugeordnetes Element:	Erde und Wasser
Wirkungsweise:	Tonisiert Qi und Xue; befeuchtet Trockenheit; tonisiert Yin; behindert die Entgiftung des Körpers (!).
Unterstützende Wirkung zu Naturheilmitteln:	Bei Behandlung von Diabetes, Schwächezuständen, Abmagerung, Husten infolge von Trockenheit, Verstopfung usw.
Kontraindikationen:	Nicht einnehmen bei Hitze-Feuchtigkeit-Schleim, Innerer Feuchtigkeit oder Qi-Stagnation. Verursacht entzündliche Reaktionen und allergische Krankheiten (z. B. Bronchialasthma, Heuschnupfen, Nesselsucht, usw.). Die behinderte Entgiftung im Stoffwechsel führt zu langwierigen entzündlichen und eitrigen Prozessen wie Furunkeln, Schweißdrüsenabszessen, Gesichtspickeln, Hautausschlägen, usw. und zu erhöhter Krankheitsanfälligkeit für Rheuma, Bandscheibenschäden, vorzeitigen Abnutzungserscheinungen der Gelenkknorpel, epidemischer Grippe, usw. (Die westliche Medizin bestätigte diese Ergebnisse und fand hierzu sogar weiterhin heraus, daß z. B. die Erreger von epidemischer Grippe sich in den Lungen der Schweine entwickeln und dort überdauern. Da nun aber die Schweinelunge vorwiegend sehr viel in Wurstverarbeitungen weltweit eingesetzt wird, werden diese Erreger in den menschlichen Körper eingeschleust und kommen bei einer Epidemie zum Ausbruch, da im Körper nunmehr das Immunsystem geschwächt ist und ein Ungleichgewicht der Energien besteht).
Bemerkung:	Übermäßiger Konsum ruft gesundheitliche Schädigungen und Vergiftungserscheinungen hervor!

Schweineleber

(Gan Heo)

Wesen:	Warm; bitter und süß
Affinität:	Leber
Qualität:	Yang
Zugeordnetes Element:	Feuer und Erde
Wirkungsweise:	Tonisiert Xue.
Bemerkung:	Übermäßiger Konsum ruft gesundheitliche Schädigungen und Vergiftungserscheinungen hervor.

Schweineniere

(Than Heo)

Wesen:	Neutral; salzig
Affinität:	Nieren
Wirkrichtung:	Absteigend
Qualität:	Yin
Zugeordnetes Element:	Wasser
Wirkungsweise:	Ionisiert die Nieren; befeuchtet Trockenheit; fördert und wirkt positiv auf die Blase; tonisiert Yin.
Unterstützende Wirkung zu Naturheilmitteln:	Bei Behandlung von Hexenschuß infolge von Nieren-Mangel, Ödemen, Samenfluß (Spermatorrhö), nächtlichen Schweißausbrüchen, altersbedingter Taubheit usw.
Bemerkung:	Übermäßiger Konsum ruft gesundheitliche Schädigungen und Vergiftungserscheinungen hervor.

Seehering

(= Amerikanischer Weißfisch/Ca Trich – Trang)

Wesen:	Neutral; süß
Affinität:	Lunge, Magen, Leber
Wirkrichtung:	Aufsteigend
Qualität:	Yang
Zugeordnetes Element:	Erde
Wirkungsweise:	Tonisiert Qi und Xue (Blut); wirkt appetitanregend; tonisiert die Milz; lindert Verdauungsschwäche; fördert den Fluß des Wassers.

Sellerie

(Cu Can/Apium graveolens)

Wesen:	Kühl; süß und bitter
Affinität:	Magen und Leber
Wirkrichtung:	Absteigend
Qualität:	Yin und Yang
Zugeordnetes Element:	Feuer und Erde
Wirkungsweise:	Tonisiert Qi (Vitalenergie) und Xue (Blut); kühlt Hitze; sediert Yang; trocknet Feuchtigkeit; wirkt schweißtreibend; beruhigt die Leber und tonisiert das Leber-Yin; treibt Wind aus.
Unterstützende Wirkung zu Naturheilmitteln:	Bei Behandlung von essentiellen (idiopathischem) Bluthochdruck, Schwindelgefühlen, Kopfschmerzen, Bindehautentzündung (Konjunktivitis), Erröten, Blutharnen (Hämaturie), Karbunkeln usw.
Kontraindikationen:	Nicht einnehmen bei Krätze.

Senf

(Bai Jie Zi/Semen Sinapsis albae, syn. Brassica hirta)

Wesen:	Heiß; scharf
Affinität:	Lunge und Magen
Qualität:	Yang
Zugeordnetes Element:	Metall
Wirkungsweise:	Tonisiert Qi und Xue; appetitfördernd; beseitigt Qi-Stagnation; reguliert Schleim.
Unterstützende Wirkung zu Naturheilmitteln:	Bei Behandlung von Erbrechen, Husten, Magenschmerzen, Bauchschmerzen, chronischer Bronchitis, Knieschmerzen, Karbunkeln, Schwellungen, Schwellung der Lymphknoten am Hals (Skrofulose) empfindungslosen Füßen, Rheumatismus, traumatischen Verletzungen, Arthritis, Neuralgie, Ischias usw.
Kontraindikationen:	Nicht einnehmen bei Hauterkrankungen.
Bemerkung:	Kann bei Überempfindlichkeit Bläschen verursachen. Wirkt sehr toxisch.

Sesam – schwarz

(He Zhima/Semen Sesami indici)

Wesen:	Neutral; süß
Affinität:	Nieren und Leber
Wirkrichtung:	Aufsteigend
Qualität:	Yang
Zugeordnetes Element:	Erde
Wirkungsweise:	Tonisiert Qi und Xue; tonisiert Leber und Nieren; befeuchtet und belebt die fünf Zang (Yin-Organe); entlastet den Darm; tonisiert Jing (Essenz) und Yin.
Unterstützende Wirkung zu Naturheilmitteln:	Bei Behandlung von Schwindelgefühlen, Rheumatismus, Lähmungen, Verstopfung, vorzeitigem Ergrauen des Haares, Ausbleiben der Milch nach der Geburt, zu hohem Blutzuckerspiegel, Trockenheit, unscharfem Sehen, Ohrensausen (durch Anämie verursachter Tinnitus), nach Erkrankung auftretendem Haarausfall, Arthritis, allgemeiner Abgeschlagenheit nach Krankheiten, geschwollenen Gliedern usw.
Kontraindikationen:	Nicht einnehmen bei Milz-Mangelerscheinungen und wäßrigem Stuhl.

Sesamöl

(Dau Me)

Wesen:	Kühl; süß
Affinität:	Magen

Wirkrichtung:	Absteigend
Qualität:	Yin und Yang
Zugeordnetes Element:	Erde
Wirkungsweise:	Tonisiert Qi und Xue; kühlt Hitze; sediert Yang; befeuchtet Trockenheit; fördert den Stuhlgang; neutralisiert Gifte; bildet „Muskeln“.
Unterstützende Wirkung zu Naturheilmitteln:	Bei Behandlung von Verstopfung durch trockenen Stuhl, Bauchschmerzen infolge von Verdauungsschwäche, Fadenwürmern, Hautausschlag, Geschwüren, Krätze, trockener Haut usw.
Kontraindikationen:	Nicht einnehmen bei Durchfall infolge von Milz-Mangel.

Shiitake-Pilz

(= Tong-ku-Pilz/Nam Rom)

Wesen:	Neutral; süß
Affinität:	Magen
Wirkrichtung:	Aufsteigend
Qualität:	Yang
Zugeordnetes Element:	Erde
Wirkungsweise:	Tonisiert Qi und Xue; wirkt positiv auf die Mitte.
Unterstützende Wirkung zu Naturheilmitteln:	Bei Behandlung von pathologischen Hungergefühlen, Krebs usw.
Kontraindikationen:	Nicht einnehmen während der Genesung (Rekonvaleszenz) von Windpocken, nach einer Entbindung oder allgemein nach Krankheiten.

Soblukerne

Wesen:	Neutral; süß
Affinität:	Milz
Qualität:	Yang
Zugeordnetes Element:	Erde
Wirkungsweise:	Tonisiert Milz.
Unterstützende Wirkung zu Naturheilmitteln:	Bei Behandlung von Verdauungsbeschwerden usw.

Sojabohne – gelb

(Huang Da Dou/Glycine max)

Wesen:	Kühl; süß
Affinität:	Herz, Magen, Dickdarm und Milz
Wirkrichtung:	Absteigend
Qualität:	Yin und Yang

Zugeordnetes Element:	Erde
Wirkungsweise:	Tonisiert Qi und Xue; kühlt und reguliert Hitze; sediert Yang; stärkt die Milz; erweitert den Mittleren Erwärmer; befeuchtet Trockenheit; eliminiert Wasser; vorbeugend gegen Arteriosklerose (Verdickung und Verhärtung der Arterien); tonisiert Yin; reguliert Trockenheit.
Unterstützende Wirkung zu Naturheilmitteln:	Bei Behandlung von Unterernährung bei Kindern, Durchfall, Schwellungen im Bauchbereich, Abmagerung, Hautausschlag, Blutungen infolge von Verletzungen, zu hohem Cholesterinspiegel, langwierigen Beingeschwüren, Warzen usw.
Bemerkung:	Übermäßiger Konsum kann Qi-Stagnation, Schleimbildung, Husten, gelbliche Hautverfärbung und/oder starke Empfindungen im Körper hervorrufen.

Sojabohne – schwarz

(Dan Dou Chi/Semen Sojae nigrum Glycine max)

Wesen:	Neutral; süß-bitter
Affinität:	Milz und Nieren
Wirkrichtung:	Aufsteigend
Qualität:	Yin und Yang
Zugeordnetes Element:	Erde
Wirkungsweise:	Tonisiert Qi und Xue; aktiviert und nährt Xue; wirkt positiv auf Wasser; vertreibt Wind; neutralisiert Gifte; wehrt Krankheitserreger ab.
Unterstützende Wirkung zu Naturheilmitteln:	Bei Behandlung von Ödemen, Wind-Bi-Syndromen (Rheumatismus), Gelbsucht, Beriberi, Spasmen, schwacher Sehkraft, übermäßigem Schwitzen, Nachtschweiß, Schwindelgefühl, Kopfschmerzen, rheumatischer Arthritis, Verbrühungen, echten Verbrennungen, akuter Bakterienerkrankung und schweren Entzündungen der Haut (Erysipel), Drogenvergiftungen (z. B. Kroton oder Arsen) usw.; fermentierte schwarze Sojabohnen zur Behandlung von: Erkältungen, Fieber, Typhus, Kopfschmerzen, Brustbeschwerden usw.

Sojaöl

(Dau Dau Nanh)

Wesen:	Heiß; scharf und süß
Affinität:	Dickdarm
Wirkrichtung:	Aufsteigend und schwebend
Qualität:	Yang
Zugeordnetes Element:	Erde und Metall

Wirkungsweise:	Unterstützt Yang; tonisiert, reguliert und wirkt positiv auf Qi; tonisiert Xue; beseitigt Blutstagnation, treibt Kälte aus; sediert Yin; beseitigt Würmer; macht die Därme gleitfähiger.
Unterstützende Wirkung zu Naturheilmitteln:	Bei Behandlung von Verstopfung, Darmverschluß usw.
Bemerkung:	Wirkt schwach toxisch!

Sojasoße

Wesen:	Kühl; salzig
Affinität:	Dickdarm und Milz
Qualität:	Yin
Zugeordnetes Element:	Wasser

Sonnenblumenkerne und -öl

(Xiang Ri Kui/Semen Helianthii annuae)

Wesen:	Neutral; süß
Qualität:	Yang
Zugeordnetes Element:	Erde
Wirkungsweise:	Tonisiert Qi und Xue; beseitigt Blutstagnation.
Unterstützende Wirkung zu Naturheilmitteln:	Bei Behandlung von zu hohem Cholesteringehalt und vermehrtem Fettgehalt (Hyperlipämie) des Blutes, zu hohem Blutdruck, blutiger Ruhr, Karbunkeln usw.
Bemerkung:	Kann bei übermäßigem Verzehr zu Leberschädigungen führen.

Sorghum

Wesen:	Warm; süß
Affinität:	Lunge, Dickdarm, Magen und Milz
Qualität:	Yang
Zugeordnetes Element:	Erde
Wirkungsweise:	Unterstützt Yang; tonisiert Qi und Xue; wirkt positiv auf Qi; beseitigt Blutstagnation, treibt Kälte aus; wärmt den Mittleren Erwärmer; wirkt adstringierend auf Magen und Därme; tonisiert Milz; reguliert Nässe-Kälte.
Unterstützende Wirkung zu Naturheilmitteln:	Bei Behandlung von Verdauungsschwäche bei Kindern, Rheumatismus, vermindertem Harnfluß, Durchfall usw.

Spargel

(Mang Tay/Asparagus officinalis)

Wesen:	Kalt; süß und bitter
Affinität:	Lunge und Nieren

Wirkrichtung:	Auf- und absteigend
Qualität:	Yin und Yang
Zugeordnetes Element:	Feuer und Erde
Wirkungsweise:	Tonisiert Qi und Xue; kühlt Hitze; trocknet Feuchtigkeit; wirkt schweißtreibend; tonisiert Yin; befeuchtet Trockenheit; reinigt die Lunge; sediert Feuer.
Unterstützende Wirkung zu Naturheilmitteln:	Bei Behandlung von Bluthusten, Lungentuberkulose, chronischer Bronchitis, Diabetes, Verstopfung usw.
Kontraindikationen:	Nicht einnehmen bei Durchfall in Verbindung mit Mangel-Kälte-Syndrom und Husten in Verbindung mit Windkälte.

Spinat

(Spinacia oleracea)

Wesen:	Kühl; süß
Affinität:	Magen, Dick- und Dünndarm
Wirkrichtung:	Absteigend
Qualität:	Yin und Yang
Zugeordnetes Element:	Erde
Wirkungsweise:	Tonisiert Qi und Xue; kühlt Hitze; sediert Yang; nährt Xue; wirkt blutstillend; engt Yin ein; befeuchtet Trockenheit.
Unterstützende Wirkung zu Naturheilmitteln:	Bei Behandlung von Nasenbluten, Blutstuhl, Skorbut, Diabetes, Durst, Stuhlgangproblemen, Blutarmut, chronischen Hautausschlägen (Ekzemen) usw.
Kontraindikationen:	Nicht einnehmen bei Samenfluß.

Squash

(= Bischofsmütze, Ufo-Kürbis oder Teller-Zucchini)

Wesen:	Warm; süß
Affinität:	Magen und Milz
Qualität:	Yang
Zugeordnetes Element:	Erde
Wirkungsweise:	Tonisiert Qi und Xue; unterstützt Yang; wirkt positiv auf Qi; beseitigt Blutstagnation; treibt Kälte aus; sediert Yin; tonisiert den Mittleren Erwärmer; heilt Entzündungen; wirkt schmerzlindernd.
Kontraindikationen:	Nicht einnehmen bei Qi-Stagnation und/oder Behinderung durch Feuchtigkeit.

Steckrübe

Wesen:	Neutral; scharf, süß und bitter
Affinität:	Magen und Lunge
Wirkrichtung:	Aufsteigend
Qualität:	Yin und Yang
Zugeordnetes Element:	Feuer, Erde und Metall
Wirkungsweise:	Unterstützt Yang; tonisiert, reguliert und wirkt positiv auf Qi; tonisiert Xue; beseitigt Xue-Stagnation; kühlt Hitze; sediert Yang; trocknet Feuchtigkeit; wirkt schweißtreibend; treibt Kälte aus; sediert Yin; wirkt appetitanregend; verringert Gegenläufiges Qi; neutralisiert Gifte.
Unterstützende Wirkung zu Naturheilmitteln:	Bei Behandlung von Verdauungsschwäche, Gelbsucht, Diabetes, Schwellungen, Brust- bzw. Brustdrüsenentzündung (Mastitis) usw.
Bemerkung:	Übermäßiger Verzehr kann Schwellungen verursachen.

Sternanis

(Bajiao Hui Xiang/Fructus Illicii veri)

Wesen:	Warm; süß
Affinität:	Herz, Nieren, Blase und Dünndarm
Qualität:	Yang
Zugeordnetes Element:	Erde
Wirkungsweise:	Tonisiert Qi und Xue; keimtötend; stärkt die inneren Organe; schmerzstillend; schleimlösend; vertreibt Kälte.
Unterstützende Wirkung zu Naturheilmitteln:	Bei Behandlung von Erbrechen, durch Nierenleiden bedingten Hexenschuß, durch Hernie verursachte Unterleibsschmerzen, Pilzerkrankungen usw.
Bemerkung:	Kann bei Überempfindlichkeit Hautallergien, Reizungen oder Dermatitis hervorrufen.

Sternfrucht

(= Karambole/Khe)

Wesen:	Kalt; süß und sauer
Wirkrichtung:	Aufsteigend
Qualität:	Yin und Yang
Zugeordnetes Element:	Holz und Erde
Wirkungsweise:	Tonisiert Qi und Xue; kühlt Hitze; tonisiert Yin; fördert die Produktion von Körpersäften; neutralisiert Gifte.

Unterstützende Wirkung zu Naturheilmitteln:	Bei Behandlung von Husten, Durst-Symptomatik, Mundhöhlenentzündung (Stomatitis), Zahnschmerzen usw.
Kontraindikationen:	Nicht einnehmen bei Magen/Milz-Yang-Mangel.

Stör

Wesen:	Neutral; süß
Affinität:	Lunge, Leber und Herzbeutel-Meridian (Perikard)
Wirkrichtung:	Aufsteigend
Qualität:	Yang
Zugeordnetes Element:	Erde
Wirkungsweise:	Tonisiert Qi und Xue; wirkt positiv auf Qi; aktiviert Xue; lindert Schmerzen beim Urinieren; wirkt nährend.
Unterstützende Wirkung zu Naturheilmitteln:	Bei Behandlung von Blutharnen usw.

Süßkartoffel

(Khoai Lang)

Wesen:	Warm; neutral und süß
Affinität:	Milz und Nieren
Wirkrichtung:	Aufsteigend
Qualität:	Yang
Zugeordnetes Element:	Erde
Wirkungsweise:	Tonisiert Qi und Xue; unterstützt Yang; wirkt positiv auf Qi; beseitigt Blutstagnation; treibt Kälte aus; tonisiert den Mittleren Erwärmer; harmonisiert das Blut; erzeugt Flüssigkeit; erweitert Magen und Därme; fördert den Stuhlgang; macht die Fünf Inneren Organe „fett“.
Unterstützende Wirkung zu Naturheilmitteln:	Bei Behandlung von Durchfall, Gelbsucht, Abmagerung, Hautausschlag usw.
Kontraindikationen:	Nicht einnehmen bei Stauung im Mittleren Erwärmer und Qi-Stauung.

Taube

(Bo Cau)

Wesen:	Neutral; süß und salzig
Qualität:	Yin und Yang
Zugeordnetes Element:	Erde und Wasser
Wirkungsweise:	Tonisiert Qi und Yin.

Tamarinde

(Suan Dou/Fructus Tamarinda indica)

Wesen:	Kühl; sauer
Affinität:	Dünn- und Dickdarm
Wirkrichtung:	Absteigend
Qualität:	Yin
Zugeordnetes Element:	Holz
Wirkungsweise:	Tonisiert Qi und Xue; kühlt Hitze; wirkt leicht abführend; vorbeugend vor Hitzeschlag.
Unterstützende Wirkung zu Naturheilmitteln:	Bei Behandlung von Verstopfung, Fieber, Appetitlosigkeit durch sommerliche Hitze bedingt, Übelkeit und Erbrechen während der Schwangerschaft, Parasiten bei Kindern usw.

Tangerine

(Qua Quyt/Fructus Citrii reticulatae)

Wesen:	Kühl; süß und sauer
Affinität:	Lunge, Magen und Milz
Wirkrichtung:	Absteigend
Qualität:	Yin
Zugeordnetes Element:	Holz und Erde
Wirkungsweise:	Tonisiert Qi und Xue; kühlt Hitze; sediert Yang; appetitanregend; reguliert Qi; stillt Durst; befeuchtet die Lunge.
Unterstützende Wirkung zu Naturheilmitteln:	Bei Behandlung von Stauungen in der Brust, Brechreiz, Erbrechen, Diabetes, Schluckauf usw.
Kontraindikationen:	Nicht einnehmen bei Husten und Schleimbildung durch Angriff von Windkälte.

Taro

Wesen:	Neutral; scharf und süß
Affinität:	Dickdarm und Magen
Wirkrichtung:	Aufsteigend
Qualität:	Yang
Zugeordnetes Element:	Erde und Metall
Wirkungsweise:	Tonisiert Qi und Xue; unterstützt Yang; reguliert und wirkt positiv auf Qi; beseitigt Blutstagnation; zerstreut Stauungen.
Unterstützende Wirkung zu Naturheilmitteln:	Bei Behandlung von Skrofeln, Schwellungen, Schwellungen im Bauchbereich, Hautflechten (Psoriasis), Verbrennungen usw.
Bemerkung:	Frischer Taro wirkt toxisch.

Tee, grün und schwarz bzw. rot

(Lin Cha/Hong Cha/Folia Camelliae sinensis syn.)

Wesen:	Kühl; bitter und süß
Affinität:	Leber, Lunge, Niere, Herz und Magen
Qualität:	Yin und Yang
Zugeordnetes Element:	Feuer und Erde
Wirkungsweise:	Tonisiert Qi und Xue; kühlt Hitze; wirkt positiv auf Qi; harntreibend; anregend (wirkt auf das zentrale Nervensystem); keimtötend; schleimlösend; Verstandes- und Sehkraft verbessernd; Verdauung unterstützend; entgiftend; verlangsamt den Alterungsprozeß; hemmt Krebsbildung; vorbeugend vor Arteriosklerose, Herzkrankheiten (z. B. Herzinfarkt), Alterskrankheiten, Gehirnschlag; steigert die Konzentration- und Reaktionsfähigkeit.
Unterstützende Wirkung zu Naturheilmitteln:	Bei Behandlung von Kopfschmerzen, unscharfem Sehen, Schläfrigkeit, Krebs, Ruhr, starkem Durst, Malaria, Beschwerden beim Wasserlassen, Alkoholvergiftung, Diphtherie, Cholera, Magen-Darm-Entzündung (Gastroenteritis), Dünndarmentzündung (Enteritis), akute infektiöse Hepatitis, überempfindlichen Zähnen, Tumoren, Durchfall, Kater, Magenkrebs, Karies, zu hohem Blutdruck, Knochenschwund usw.
Kontraindikationen:	Nicht einnehmen bei Innerer Feuchtigkeit (z. B. Lethargie, Gelenkschmerzen, Druckgefühl in der Brust, Blähungen) und dadurch bedingte Blockierung des Qi.
Bemerkung:	Bei Überempfindlichkeit können durch einige Teesorten Schlaflosigkeit, Schwindelgefühl, Herzklopfen, starker Harndrang, Übelkeit, Erbrechen oder Verstopfung hervorgerufen werden. In diesem Fall wäre es ratsam, auf spezielle, extrem beruhigende und schlaffördernde hochwertige Grüntees umzuwechseln, z. B. Amithahaba-Liuh-Cha oder Darreichungen in Form von Grüntee-Tabletten (z. B. „Golden Phoenix Brand“) zu wählen.

Thunfisch

(Ca Ngu)

Wesen:	Neutral; süß
Affinität:	Magen
Wirkrichtung:	Aufsteigend
Qualität:	Yang
Zugeordnetes Element:	Erde
Wirkungsweise:	Tonisiert Qi und Xue; wandelt Feuchtigkeit um; wirkt positiv auf Qi.
Unterstützende Wirkung zu Naturheilmitteln:	Bei Behandlung von Beriberi, Feuchtem Bi-Syndrom (Biao-Erkrankungen, Rheumatismus) usw.

Thymian

(She Xiang Cao/Herba Thymii vulgariae)

Wesen:	Warm; bitter, scharf und beißend
Affinität:	Lunge, Milz und Magen
Qualität:	Yang
Zugeordnetes Element:	Feuer und Metall
Wirkungsweise:	Tonisiert Qi und Xue; reguliert Schleim; beseitigt Qi-Stagnation; wirkt bakterizid; krampflösend; kräftigend; schmerzstillend.
Unterstützende Wirkung zu Naturheilmitteln:	Bei Behandlung von akuter Bronchitis, Laryngitis, Husten, Keuchhusten, chronischer Gastritis, Durchfall, Appetitlosigkeit, Trunkensucht, Parasitenbefall (bes. Hakenwürmer), Erkältung usw.
Bemerkung:	Kann bei Überempfindlichkeit Hautreizungen, Kopfschmerzen, Verstopfung, Übelkeit, Schwindelgefühl oder Kollaps hervorrufen. Wirkt leicht toxisch!

Tintenfisch

(Con Muc)

Wesen:	Kalt; süß und salzig
Affinität:	Blase und Nieren
Wirkrichtung:	Absteigend
Qualität:	Yin und Yang
Zugeordnetes Element:	Erde und Wasser
Wirkungsweise:	Tonisiert Qi und Xue; kühlt Hitze; befeuchtet Trockenheit; tonisiert Yin.
Unterstützende Wirkung zu Naturheilmitteln:	Bei Behandlung von Karbunkeln usw.
Kontraindikationen:	Nicht einnehmen bei Nesselsucht (Urtikaria).

Tofu

(Doufu)

Wesen:	Kühl; süß
Affinität:	Lunge, Dickdarm und Magen
Wirkrichtung:	Absteigend
Qualität:	Yin und Yang
Zugeordnetes Element:	Erde
Wirkungsweise:	Tonisiert Qi und Xue; kühlt Hitze; sediert Yang; tonisiert Yin; harmonisiert den Mittleren Erwärmer; erzeugt Flüssigkeit; befeuchtet Trockenheit; neutralisiert Gifte.
Unterstützende Wirkung zu Naturheilmitteln:	Bei Behandlung von Bindehautentzündung, chronischer Amöben-Ruhr, Diabetes, Vergiftungen durch Schwefel, Alkoholismus, Hauterkrankungen, Blutstuhl, Erkältung usw.

Tomate

(Ca Chua/Solanum lycopersicum)

Wesen:	Kalt; süß und sauer
Wirkrichtung:	Absteigend
Qualität:	Yin und Yang
Zugeordnetes Element:	Holz und Erde
Wirkungsweise:	Tonisiert Qi und Xue; kühlt Hitze; tonisiert Yin; erzeugt Flüssigkeit; stillt Durst; stärkt die Mitte; fördert die Verdauung.
Unterstützende Wirkung zu Naturheilmitteln:	Bei Behandlung von Durst-Symptomatik, Appetitlosigkeit (Anorexie) usw.

Trauben

(Nho Tuoi)

Wesen:	Neutral; süß und sauer
Affinität:	Lunge, Milz und Nieren
Wirkrichtung:	Auf- und Absteigend
Qualität:	Yin und Yang
Zugeordnetes Element:	Holz und Erde
Wirkungsweise:	Tonisiert Qi und Xue; stärkt Sehnen und Knochen; fördert die Harnausscheidung; stärkt den Willen.
Unterstützende Wirkung zu Naturheilmitteln:	Bei Behandlung von Mangel-Husten, Herzklopfen, Nachtschweiß, Rheumatismus, Ödemen, übermäßigem Appetit usw.
Bemerkung:	Übermäßiger Konsum verschlechtert die Sehschärfe.

Truthahn

Wesen:	Warm; süß
Affinität:	Milz und Magen
Qualität:	Yang
Zugeordnetes Element:	Erde

Wacholder

Wesen:	Warm; bitter, scharf und süß
Affinität:	Milz und Nieren
Qualität:	Yin und Yang
Zugeordnetes Element:	Feuer, Metall und Erde
Wirkungsweise:	Tonisiert Qi und Xue; reguliert Schleim; treibt Kälte aus.

Wachtel

Wesen:	Neutral; süß
Affinität:	Milz, Magen und Dickdarm
Qualität:	Yin und Yang
Zugeordnetes Element:	Erde
Wirkungsweise:	Tonisiert Qi; wirkt positiv auf Hitze-Feuchtigkeit.

Walnuß

(Hutao/Juglans regia)

Wesen:	Warm; süß
Affinität:	Lunge und Nieren
Qualität:	Yang
Zugeordnetes Element:	Erde
Wirkungsweise:	Tonisiert Qi und Xue; wirkt positiv auf Qi; beseitigt Blutstagnation; treibt Kälte aus; sediert Yin; tonisiert die Nieren; festigt den Samen; wärmt die Lunge; wirkt beruhigend bei Asthma; macht die Därme gleitfähiger; kräftigt den Körper; erhöht die Potenz (Nieren-Jing).
Unterstützende Wirkung zu Naturheilmitteln:	Bei Behandlung von Asthma, Husten, Hexenschuß (Lumbago), Impotenz, Samenfluß, vermehrter Harnausscheidung (Polyurie), Steinbildung, trockenem Stuhl, Rückenschmerzen, Schwäche in den Beinen, Impotenz, Verstopfung, wunder Haut, Furunkeln, Dermatitis, Ekzemen und Abszessen im äußeren Gehörgang, Tinea, Milbenbefall usw.
Kontraindikationen:	Darf nicht bei Feuer- oder Yin-Mangel in Verbindung mit Auflodern von Falschem Feuer eingenommen werden.
Bemerkung:	Kann bei Überempfindlichkeit bei übermäßiger Einnahme Geschwürbildung im Mund hervorrufen.

Warzenmelone

(= Honigmelone/Cucumis melo)

Wesen:	Kalt; süß
Affinität:	Magen und Herz
Wirkrichtung:	Absteigend
Qualität:	Yin und Yang
Zugeordnetes Element:	Erde
Wirkungsweise:	Tonisiert Qi und Xue; kühlt Hitze; tonisiert Yin; lindert Sommerhitze; lindert Depressionen; stillt Durst; wirkt harntreibend.
Unterstützende Wirkung zu Naturheilmitteln:	Bei Behandlung von Harnzwang (Dysurie) usw.

Kontraindikationen:	Nicht einnehmen bei Magen/Milz-Yang-Mangel in Verbindung mit Bauchschwellungen, Innerer Feuchtigkeit oder wäßrigem Stuhl.

Wasserkastanie

(Cu Nang)

Wesen:	Kalt; süß
Affinität:	Lunge und Magen
Wirkrichtung:	Absteigend
Qualität:	Yin
Zugeordnetes Element:	Erde
Wirkungsweise:	Kühlt Hitze; tonisiert Yin; wandelt Schleim um; zerstreut Ansammlungen.
Unterstützende Wirkung zu Naturheilmitteln:	Bei Behandlung von Diabetes, Gelbsucht, Bindehaut entzündung, Masern, Ruhr mit Blutstuhl, Heiserkeit infolge von starkem Rauchen usw.
Kontraindikationen:	Nicht einnehmen bei Mangel-, Kälte- oder Blutmangel-Syndromen.

Wassermelone

(Xigua/Citrullus lanatus)

Wesen:	Kalt; süß
Affinität:	Magen, Herz und Blase
Wirkrichtung:	Absteigend
Qualität:	Yin und Yang
Zugeordnetes Element:	Erde
Wirkungsweise:	Tonisiert Qi und Xue; kühlt Hitze; tonisiert Yin; lindert Sommerhitze und Depressionen; stillt Durst; wirkt harntreibend.
Unterstützende Wirkung zu Naturheilmitteln:	Bei Behandlung von Durst, vermindertem Harnfluß (Oligurie), Heiserkeit, Aphthen, Fieber, Erkrankungen der Harnwege, Verstopfung, Halsentzündungen, Gelbsucht, Harnblasenentzündung (Zystitis), Nierenentzündung (Nephritis), Trunkenheit, hohem Blutdruck, Diabetes usw.
Kontraindikationen:	Nicht einnehmen bei Kälte des Mittleren Erwärmers, Übermäßiger Feuchtigkeit, Blutarmut (Anämie) oder vermehrtem Harnfluß (Polyurie).

Weinessig

(Dam)

Wesen:	Warm; sauer und bitter
Affinität:	Magen und Leber

Wirkrichtung: Absteigend

Qualität: Yin und Yang

Zugeordnetes Element: Holz und Feuer

Wirkungsweise: Tonisiert Qi; unterstützt Yang; trocknet Feuchtigkeit; regt zum Schwitzen an; wirkt positiv auf Qi; beseitigt Blutstagnation; treibt Kälte aus; sediert Yin; zerstreut Stauungen; wirkt blutstillend; neutralisiert Gifte; wirkt wurmtreibend.

Unterstützende Wirkung zu Naturheilmitteln: Bei Behandlung von Kontraktion nach der Geburt, Schwellungen und Stauungen im Bauchbereich, Gelbsucht, Bluthusten, Nasenbluten, Blutstuhl, allgemeines Hautjucken, Karbunkeln, Nahrungsmittelvergiftungen, Ohnmacht und Krämpfen bei Kindern (inhalieren) usw.

Kontraindikationen: Nicht einnehmen bei Magen/Milz-Yang-Mangel, Muskelatrophie (Muskelerkrankung), Rheumatismus, Sehnentrauma (Sehnenerkrankung), Beginn einer Erkältung.

Weißdorn

(Shan Zha/Crataegus pinnatifida)

Wesen: Warm; sauer und süß

Affinität: Herz, Leber, Milz und Magen

Qualität: Yang

Zugeordnetes Element: Holz und Erde

Wirkungsweise: Tonisiert Herz-Yang; tonisiert Qi und Xue; verdauungsfördernd; stärkt die Mitte; befördert überschüssige Nahrung aus dem Magen; löst Cholesterinablagerungen in den Gefäßwänden.

Unterstützende Wirkung zu Naturheilmitteln: Bei Behandlung von Durchfall, Aufgestauter oder unverdauter Nahrung im Magen, übermäßigem Genuß von Fleisch und Fetten, Schmerzen im Bauch nach Entbindungen, Schmerzen und Druckgefühl im Hodensack, Bluthochdruck usw.

Weizen

(Lua Mi/Triticum vulgare)

Wesen: Kühl; süß

Affinität: Milz, Herz und Nieren

Wirkrichtung: Absteigend

Qualität: Yin und Yang

Zugeordnetes Element: Erde

Wirkungsweise: Tonisiert Qi und Blut; kühlt und reguliert Hitze; sediert Yang; nährt das Herz; beruhigt den Geist; tonisiert die Nieren; stillt Durst.

Weizenkeime

(Gia Lua Mi)

Wesen:	Kalt; scharf
Affinität:	Herz und Dünndarm
Wirkrichtung:	Aufsteigend
Qualität:	Yin und Yang
Zugeordnetes Element:	Metall
Wirkungsweise:	Reguliert und wirkt positiv auf Qi; unterstützt Yang; kühlt Hitze; tonisiert Yin; beseitigt Blutstagnation (reguliert Blutzirkulation); lindert Depressionen.
Unterstützende Wirkung zu Naturheilmitteln:	Bei Behandlung von Alkoholismus usw.

Weizenkleie

Wesen:	Kühl; süß
Affinität:	Dickdarm
Wirkrichtung:	Absteigend
Qualität:	Yin und Yang
Zugeordnetes Element:	Erde
Wirkungsweise:	Tonisiert Qi und Xue; kühlt und reguliert Hitze; sediert Yang.

Yamswurzel

Wesen:	Neutral; süß
Affinität:	Lunge, Milz und Nieren
Wirkrichtung:	Aufsteigend
Qualität:	Yang
Zugeordnetes Element:	Erde
Wirkungsweise:	Tonisiert Qi und Xue; tonisiert Milz und Lunge; festigt die Nieren; wirkt positiv auf den Samen.
Unterstützende Wirkung zu Naturheilmitteln:	Bei Behandlung von Durchfall, Ruhr, Husten, Diabetes, Samenfluß, Weißfluß, vermehrter Harnausscheidung, akuter bakterieller Ruhr usw.
Kontraindikationen:	Nicht einnehmen bei Übermaß-Krankheiten.

Zimtkassie

(= China-Zimt/Rou Gui/Cinnamomum cassia)

Wesen:	Sehr heiß; bitter, süß und scharf
Affinität:	Lunge, Leber, Nieren und Milz
Wirkrichtung:	Aufsteigend

Qualität:	Yang
Zugeordnetes Element:	Feuer, Erde und Metall
Wirkungsweise:	Tonisiert Qi und Xue; tonisiert die Mitte; wirkt schmerzlindernd; beruhigend; krampflösend; beseitigt Blutstagnation (= Blutansammlungen); tonisiert Yang; treibt Kälte aus; beseitigt Feuchtigkeit.
Unterstützende Wirkung zu Naturheilmitteln:	Bei Behandlung von Bluthochdruck, Fieber, Nervosität, peripheren Durchblutungsstörungen, schwachem Puls, Hexenschuß, Ausbleiben der Monatsregel (Amenorrhö), Atemnot, Menstruationsbeschwerden, schmerzenden Knien, pfeifendem Atem, Bauchschmerzen mit Erbrechen, Durchfall, durch Kälte bedingte Magen- und Darmschmerzen, Gliederschmerzen, Yang-Mangel in Nieren und Milz, kalten Händen und Füßen, geschwächter Vitalität nach Erkrankungen, Blut- und Qi-Mangel usw.
Kontraindikationen:	Nicht einnehmen bei Schleim-Feuchtigkeits-Erkrankungen, Stauung des Mittleren Erwärmers oder Durchfall wegen der ausscheidenden Natur dieser Krankheit.
Bemerkung:	Wirkt leicht toxisch! Bei übermäßigem Verzehr werden „Hitze“-Symptome (z. B. Schwindel, unscharfes Sehen, Husten, Durst, Harnverhaltung) hervorgerufen, die mit kühlenden Pflanzen behandelt werden müssen.

Zitrone

(Citrus limon)

Wesen:	Kalt; sauer
Affinität:	Nieren, Lunge, Milz und Gallenblase
Qualität:	Yin
Zugeordnetes Element:	Holz
Wirkungsweise:	Tonisiert Yin; reguliert Leber-Yin-Xu; kühlt Hitze; tonisiert Qi; fiebersenkend; bakterienhemmend; hemmt Feuchtigkeit.
Unterstützende Wirkung zu Naturheilmitteln:	Bei Behandlung von Yang-Grippe, Hitze-Erkältung, Zahnfleischerkrankung (Skorbut), starker Mattigkeit (Frühjahrsmüdigkeit), Appetitlosigkeit, Rheuma usw.

Zucker, roh

(= brauner unraffinierter Zucker/Duong Den/Saccharum officinarum)

Wesen:	Warm; süß
Affinität:	Milz und Leber
Qualität:	Yang

Zugeordnetes Element:	Erde
Wirkungsweise:	Unterstützt Yang; tonisiert Qi und Xue (Blut); fördert Qi; beseitigt Stagnierendes Blut; treibt Kälte aus; sediert Yin; tonisiert den Mittleren Erwärmer (Magen); entspannt die Leber; aktiviert Xue (Blut); löst Gerinnungen auf.
Unterstützende Wirkung zu Naturheilmitteln:	Bei Unterdrückung des Wochenflusses (Lochialsekret), Behandlung von Durst, Erbrechen, Aufstoßen, Ruhr (Dysenterie) usw.
Kontraindikationen:	Darf nicht bei feuchtem Schleim eingenommen werden.

Zucker, weiß

(= weißer raffinierter Zucker/Duong Trang/Saccharum officinarum)

Wesen:	Neutral; süß
Affinität:	Lunge und Milz
Wirkrichtung:	Aufsteigend
Qualität:	Yang
Zugeordnetes Element:	Erde
Wirkungsweise:	Tonisiert Qi (Energie) und Xue (Blut); befeuchtet die Lunge; erzeugt Flüssigkeit.
Unterstützende Wirkung zu Naturheilmitteln:	Bei Behandlung von Husten infolge von Trockenheit, Durst, Magenschmerzen usw.
Kontraindikationen:	Nicht einnehmen bei Schleim-Feuchtigkeits-Krankheiten.

Zwiebel

(Hanh/Allium cepa)

Wesen:	Warm; scharf und bitter
Affinität:	Herz, Lunge und Leber
Wirkrichtung:	Aufsteigend
Qualität:	Yang
Zugeordnetes Element:	Metall und Feuer
Wirkungsweise:	Unterstützt Yang; tonisiert, reguliert und wirkt positiv auf Qi; beseitigt Blutstagnation; treibt Wind und Kälte aus; sediert Yin; wirkt schweißtreibend; neutralisiert Gifte.
Unterstützende Wirkung zu Naturheilmitteln:	Bei Behandlung von Erkältungen, Kopfschmerzen, Verstopfung, Bauchschmerzen infolge von Kälte, Harnzwang (Dysurie), Ruhr (Dysenterie), Brust- bzw. Brustdrüsenentzündung (Mastitis), Blutandrang (Kongestion) im Nasenbereich, Ödemen im Gesichtsbereich usw.

Weiterführende Literatur

Klassische chinesische Literatur

Huang Di Nei Jing Su Wen Jiao Shi (Vergleichende Interpretation des gelben Kaiser – Klassiker der inneren Medizin). Beijing, 1982.

Huang Di Nei Ling Shu Zhu Yu Yi (Klassiker des gelben Kaisers zur inneren Medizin – Achse der Wirkkraft, ins heutige Chinesisch übersetzt). Beijing, 1989.

Chen Zi Ming: Fu Ren Ta Quan Liang Fang (Vollständige Sammlung wirksamer Rezepte für Frauen/ 1237 n. Chr.). Volksverlag, Beijing, 1985.

Sun Si Miao: Bei Ji Qian Jin Yao Fang (Rezepte, die Tausend Goldstücke wert sind, zur sofortigen Therapie/652 n. Chr.). Taipei, 1965.

Sun Si Miao: Qian Jin Yi Fang (Ergänzungen zu den kostbaren Rezepten/682 n. Chr.). Taipei, 1965.

Li Shi Zhen: Ben Cao Gang Mu (Herbal Systematics/1596 n. Chr.). 6 Bände, Commercial Press, Hong Kong, 1977.

Moderne chinesische Literatur

Huang Di Nei Jing Ci Dian (Wörterbuch des Huang Di Nei Jing). Beijing, 1991.

Shangguan, L. P.: History of Chinese Medizin. Xinli, Hong Kong, 1974.

Liu Pochi: Chung-kuo i-hsüeh shih (Geschichte der Medizin in China). Taipei, 1974.

Chung-kuo i-hsüeh- shih chiang-i (Darstellung der Geschichte der Medizin in China/Akademie für Chinesische Medizin in Peking). Hong Kong, 1968.

Hsieh Kuan: Chung-kuo i-hsüeh yüan liu lun (Über Ursprung und Entwicklung der Medizin in China). Shanghai, 1935.

Jian Ming Zhong Yi Ci Dian (Handwörterbuch der chinesischen Medizin). Hong Kong, 1979.

Chinese Pharmacopeia. People's Medical Publishing House. Beijing, 1977.

Shang-kuan Liang-fu: Chung-kuo i-yao fa-chan shih (Entwicklungsgeschichte der Medizin und Drogenkunde in China). Hong Kong, 1974.

A. B. Wu: Encyclopedia of Herbal Pharmacology. Cheung Hing, Hong Kong.

Xing Bian Chen: Xin Bian Yao Wu Xue (Neu bearbeitete Pharmakologie). Peking, 1982.

The Shen Nong Herbal. Five Continent. Taipei, 1977.

Zhong Yao Zhi (Verzeichnis der chinesischen Drogen/Institut für Arzneimittel der chinesischen medizinischen Akademie). Peking, 1984.

Zhong Yao Da Ci Dian (Lexikon der chinesischen Drogen/College für neue Medizin Jiangsu). Shanghai, 1977.

Zhong Yao Xue (Chinesische Drogenkunde/College für traditionelle chinesische Medizin Chengdu). Shanghai, 1983.

S. C. Cheung und *N. H. Li:* Chinese Medicinal Herbs of Hong Kong. Commercial Press, Hong Kong, 1978.

Chinese Herbs and Herbal Recipes. Commercial Press, Hong Kong, 1970.

Gang Pan: Zhong Yao Cai Shang Pin Zhi Shi (Grundkenntnisse über die chinesischen Heilpflanzenprodukte). Jiangsu, 1982.

Yao Yong Zhi Wu Zai Pei Xue (Lehre vom Anbau der Heilpflanzen/College für chinesische Medizin Jiangxi). Shanghai, 1980.

Sheng He Zhu: Zhong Yao Cai Chu Cang Bao Guan Zhi Shi (Kenntnisse über die Lagerung der chinesischen Rohdrogen). Peking, 1983.

Chen Shan Yuan: Ji Chu Fang Ji Xue (Fundamentale Rezepturlehre), Guang Tian Chu Ban She, Taiwan, 1977.

Fang Ji Xue (Rezepturlehre/Akademie für chinesische Medizin Shanghai). Commercial Press, Hong Kong, 1975.

Zhong Yi Xue Fang Ji Shi Yi (Erläuterte Rezepturlehre der chinesischen Medizin/Yang Zhi Yi). Wen Guang Tu Shu Gong Si, Taipei, 1977.

Jia Jun Zhang: Jia Yong zhong Chen Yao (Fertigarzneimittel für den Hausgebrauch). Kanton, 1981.

Zhong Guo Qi Gong Ci Dian (Lexikon des chinesischen Qi Gong). Beijing, 1988.
Zhen Jiu Xue (Lehrbuch der Akupunktur). Beijing, 1989.
Zhen Jiu Xue Ci Dian (Lexikon der Akupunktur). Shanghai, 1987.
Zhong Guo Zhen Jiu Da Ci Dian (Großes Lexikon der chinesischen Akupunktur). Beijing, 1988.
Zhong Guo Jiu Liae Xue (Lehrbuch der chinesischen Moxibustion). Beijing, 1988.
Những Cây Thuốc Và Vị Thuốc Việt Nam (Dỗ Tất Lởi) – Nhà Xuất Bản Khoa Học Và Kỹ Thuật, Hà Nội, 1977.
Zhong Cao Yao Caise Tupu Yu Yanfang (Lexikon der chinesischen Kräuter). Beijing, 1997.
Chang Yong Zhong Cao Yao Caise Tupu (Farbatlas der gebräuchlichen chinesischen Heilpflanzen). Forschungsinstitut für Heilpflanzen, Kanton, 1994.
Colored Atlas of Compendium of Materia Medica (Liansheng Shen). Beijing, 1998.

Literatur in westlichen Sprachen

Unschuld, P. U.: Medizin in China – A History of Ideas. University of California Press, Los Angeles, 1985.
Unschuld, P. U.: Pen-ts'ao – 2000 Jahre traditionelle pharmazeutische Literatur Chinas. München, 1973.
Unschuld, U.: Das T'ang-yeh pen-ts'ao und die Übertragung der klassischen chinesischen Medizintheorie auf die Praxis der Drogenkunde. München, 1972.
Unschuld, P.U.: Nan Ching – The Classic of Difficult Issues), University of California Press. Los Angeles, 1986.
Porkert, M.: China – Konstanten im Wandel. Zug, 1978.
Asia und Tea Company „Kim Long": Traditionelle Chinesische Medizin – die natürliche (!) Alternative zur westlichen Schulmedizin. Stralsund, 1997.
Kaptchuk, T. J.: Traditionelle Chinesische Medizin. Bern, 1988.
Kaptchuk, T. J.: The Web That Has No Weaver. Congdon and Weed, New York, 1983.
Porkert, M.: Die theoretischen Grundlagen der chinesischen Medizin. Stuttgart, 1982.
Cheung, C. S. und *Yat Ki Lai:* Principles of Dialectical Differential Diagnosis and Treatment of Traditional Chinese Medicine. Traditional Chinese Medical Publisher, San Francisco, 1980.
Porkert, M. und *C. Ullmann:* Die chinesische Medizin, 1982.
Zmiewski, P.: Fundamentals of Chinese Medicine. Paradigm Publications Brookline, Massachusetts, 1985.
Ross, J.: Zang Fu – The Organ Systems of Traditional Chinese Medicine. Churchill Livingstone, New York, 1985. Deutsche Übersetzung erschienen bei der Medizinisch Literarischen Verlagsgesellschaft mbH, Uelzen, 3. Aufl. 1999.
Lorenzen, U., A. Noll: Die Wandlungsphasen der traditionellen chinesischen Medizin – Wandlungsphase Holz. München, 1992.
Lorenzen, U., A. Noll: Die Wandlungsphasen der traditionellen chinesischen Medizin – Wandlungsphase Metall. 1992.
Lorenzen, U., A. Noll: Die Wandlungsphasen der traditionellen chinesischen Medizin – Wandlungsphase Erde. München, 1996.
Liu, F., Y.M. Liu: Chinese Medical Terminology. Commercial Press, Hong Kong, 1980.
Zhu Fan Xie und *Xiao Kai Huang:* Dictionary of Traditional Chinese Medicine. Beijing Medical College). Hong Kong, 1984.
Hillier, S. M., Jewell: Health Care and Traditional Medicine in China – 1800-1982. London, 1983.
Maciocia, G.: Tongue Diagnosis in Chinese Medicine. Eastland Press, Seattle, 1987. Deutsche Übersetzung erschienen bei der Medizinisch Literarischen Verlagsgesellschaft mbH, Uelzen, 2. Aufl. 1997.
Porkert, M.: Lehrbuch der chinesischen Diagnostik. Zug, 1983.
Porkert, M.: Klinische chinesische Pharmakologie. Zug, 1983.
Li Shih Zhen: Chinese Medicinal Herbs Georgetown Press, San Francisco, 1980.
Paulus, E., Yu He Ding: Handbuch der traditionellen chinesischen Heilpflanzen. Heidelberg, 1987.
Arzneibuch der chinesischen Medizin – Monographien des Arzneibuches Chinas 1990 &1995 (Stöger).

Jiangsu Institute of Modern Medicine: Encyclopedia of Chinese Drugs. Shanghai Scientific and Technical Publications, Shanghai, 1977.
Leung, A. Y.: Encyclopedia of Common Natural Ingredients Used in Food, Drugs and Cosmetics. Wiley-Interscience, New York, 1980.
Herbal Pharmacology in the People's Republic of China (A Trip Report of the American Herbal Pharmacology Delegation). National. Academy of Sciences, Washington D. C., 1975.
Keys, J. D.: Chinese Herbs – Their Botany, Chemistry and Pharmacodynamics. Charles E. Tuttle, Tokyo, 1981.
Pang, T. Y.: Chinese Herbal – An Introduction. Tai Chi Shool of Philosophy and Art, Honolulu, 1982.
Hong Yen Hsu, W. G. Peacher: The Way to Good Health with Chinese Herbs. Oriental Healing Arts Institute of USA, Los Angeles, 1976.
Oguni, I.: Grüner Tee und die menschliche Gesundheit. Department of Food and Nutritional Sciences University of Shizuoka – Hamamatsu College, Shizuoka, 1996.
Zander, R.: Handwörterbuch der Pflanzennamen. Stuttgart, 1984.
Zepernick, Langhammer, Lüdcke: Lexikon der offiziellen Arzneipflanzen. Berlin, 1984.
Martindale: The Extra Pharmacopoeia. Pharmaceutical Press, London, 1977.
Nöldner, W.: Aus Wald und Flur. Leipzig, 1937.
Porkert, M.: Klassische chinesische Rezeptur. Zug, 1984.
Der Arzt als Helfer, Neueste Nachrichten. Chemnitz, 1912.
Stuart, G. A. R.: Chinese Materia Medica – Vegetable Kingdom. Taipei, 1979.
Flaws, B., H. L. Wolfe: Prince Wen Hui's Cook: Chinese Dietary Therapy. New York, 1983.
Chinesische Küche – Die besten Rezepte (Original-Übersetzung der Hilit Publishing Co. Ltd, Taipei, Taiwan). Stuttgart, 1994.
Gregory, M., Yuzaburo Mogi: Kochen in japanischem Stil. Cambridge, 1990.
Schneider, E.: Nutze die Heilkraft unserer Nahrung. Hamburg, 1985.
Schneider, E.: Nutze die heilkräftigen Pflanzen. Hamburg, 1985.
Schneider, E.: Nutze die Heilkräfte der Natur. Hamburg, 1985.
Brauchle, A.: Handbuch der Naturheilkunde auf wissenschaftlicher Grundlage. Stuttgart, 1952.
Herrmann, K.: Exotische Lebensmittel. Springer, Berlin/Heidelberg/New York, 1983.
Essentials of Chinese Acupuncture. Foreign Languages Press, Beijing, 1980.
Porkert, M., C. H. Hempen: Systematische Akupunktur. München, 1985.
Kleber, J. J.: Traditionelle Chinesische Medizin. München, 1989.
Glosemeyer, H. A.: Akupunktureinwirkung auf Herz und Kreislauf. München, 1984.
Glosemeyer, H. A.: Akupunktur – Reaktion auf Nerven und Psyche. München, 1985.
Glosemeyer, H. A.: Akupunktur Kosmetik. München, 1985.
Glosemeyer, H. A.: Gesundheit und Fitness aus dem Reich der Mitte. Wien, 1991.
Nakamura, T.: Das große Buch vom richtigen Atmen. Wien, 1995.
Das Stille Qi Gong (Nach *Zhi Chang Li/U. Olvedi*). Wien, 1997.
Chia, M., J. Li: Tao Yoga – Inneres Tai Chi. München, 1997.
Ho'o, M.: Tai Chi Chuan. Santa Clarita California, 1986.
Yukiko Irwin, I.: Shiatzu – Die japanische Heilmassage. Bern, 1994.
Masunaga, S., W. Ohashi: Das große Buch der Heilung durch Shiatsu. Wien, 1995.
Lexikon der östlichen Weisheitslehren. München, 1994.
I Ging (Übertragung von *John Blofeld*). München, 1993.
Cleary, T.: Das Tao des I Ging. Wien, 1989.
Lao Tse: Tao Te King. Wien, 1996.
Wen Tzu: Also sprach *Lao Tse*. Wien, 1995.
Lun Yu (Gespräche/*Konfuzius*). Leipzig, 1982.
H. v. Senger: Strategeme. München, 1996.

Chinesische und schulmedizinische Fachwörter

Abszeß: Eiteransammlung in einer durch krankhafte Vorgänge entstandenen, abgeschlossenen Höhle im Gewebe

Adenom: Meistens gutartige Drüsengeschwulst, tritt allerdings auch in einer bösartigen Form auf, die einer gutartigen äußerlich gleicht

Adstringens: Stoff, der durch Bindung von Eiweiß in den obersten Gewebeschichten, z. B. Schleimhäuten, eine schützende Membran entstehen läßt

adstringierend: zusammenziehend; blutstillend durch Zusammenziehen bzw. Verengen des Körpergewebes

Agalaktie: Ausbleiben der Milch bei Wöchnerinnen

Akne: Hautausschlag, Hautentzündung, Pickelbildung, speziell als Gesichtsakne infolge der Hormonveränderung in der Pubertät, aber auch in zahlreichen anderen Formen

Akupressur: äußere Behandlungsform der traditionellen chinesischen Medizin, die nach denselben Prinzipien wie die Akupunktur an denselben Punkten eingesetzt wird, wobei diese aber durch bestimmten Druck der Finger oder speziell hierfür entwickelter Geräte (z. B. Akupressur-Knetringe, Fußreflexzonen-Akupressurrollen) stimuliert werden

Akupunktur: äußere Behandlungsform der traditionellen chinesischen Medizin, bei der sehr dünne Stahlnadeln in die entlang der Meridiane liegenden Akupunkturpunkte eingeführt werden (jeder dieser Punkte hat bestimmte therapeutische Wirkungen auf das ihm zugeordnete Organ sowie spezifische Auswirkungen auf die Körperregionen, entlang denen der Meridian verläuft, und er wird durch das Drehen der Nadeln stimuliert, bis der Patient an dieser Stelle ein Druck- oder Spannungsgefühl empfindet); die TCM kennt über 800 solcher Punkte, allgemein werden aber nur ca. 50 Punkte genadelt; die Akupunktur wirkt über das Meridiansystem allgemein auf die Vitalenergie des Körpers und wird als zusätzliche äußere Behandlungsmethode fast immer im Zusammenhang mit der Einnahme spezieller auf die Erkrankung abgestimmter Natur-Arzneien zur Heilung innerer Organe bzw. zur Beseitigung schmerzhafter Symptome in den Knochen, Muskeln, Gelenken, der Haut usw. eingesetzt

Alchemie: europäische mittelalterliche Form der Chemie, die z. B. durch Versuche bekannt war, unedle Metalle in Gold umzuwandeln

Alkaloide: in Pflanzen vorkommende Stickstoffverbindungen mit einer Ringstruktur, die zu medizinischen Zwecken eingesetzt werden

Alterans: Medikament zur Umstimmungstherapie

Amenorrhö: Ausbleiben der monatlichen Regelblutung

Aminosäuren: stickstoffreiche organische Säuren, die die Grundbausteine für Proteine bilden

Amöben: tierische Einzeller ohne feste Gestalt, die Krankheiten wie z. B. Ruhr hervorrufen

Amylasen: kohlenhydratspaltende Fermente

Analgetikum: schmerzstillendes Mittel

analgetisch: schmerzstillend, jedoch ohne Beeinträchtigung des Bewußtseins und körperlicher Empfindung

analysieren: ein Ganzes in seine Teile zergliedern, um die Einzelheiten genau zu untersuchen

Anämie: Blutarmut

anästhetisch: Schmerzfreiheit und Empfindungslosigkeit herbeiführend; bei allgemeiner Anästhesie Bewußtlosigkeit bewirkend

Angina pectoris: anfallartig auftretende Schmerzen hinter dem Brustbein infolge einer Erkrankung der Herzkranzgefäße

Anorexie: Appetitlosigkeit

anthelminthisch: Würmer und Parasiten abtötend und/oder abführend; entwurmend

Antiallergikum: verhindert allergische Reaktionen bzw. lindert allergische Symptome

antianämisch: gegen Blutarmut wirkend bzw. einer Blutarmut vorbeugend

antidotisch: Gifte und andere toxische Substanzen neutralisierend

antimikrobielles Mittel: zerstört Mikroorganismen

Antimykotikum: pilzzerstörendes Mittel

Antioxidans: verlangsamt oder verhindert die Oxidation von Stoffen
antiphlogistisch: entzündungshemmend
antipyretisch: fiebersenkend
antiseptisch: Wundinfektionserreger hemmend bzw. vernichtend; keimtötend oder -hemmend
antispasmodisch: krampflösend oder krampfverhindernd
antitussiv: hustenlindernd
antiviral: gegen Viren gerichtet
Anurie: Urinverhaltung
aphrodisisch: libidoanregend bzw. -steigernd
Aromatikum: Substanz mit einem typischen Geruch oder Geschmack
Arteriosklerose (Atherosklerose): Verfettung oder Verkalkung oder Bindegewebewucherungen in den Arterien, bzw. in der Wand der Arteriolen (den kleinsten Arterien, die sich in die Kapillaren verzweigen); auch bezeichnet als Verdickung oder Verhärtung der Arterien; wird allgemein als Arterienverkalkung bezeichnet
Anthrachinone: pflanzliche Wirkstoffe, die als Abführmittel verwendet werden
Arthritis: Gelenkentzündung
Asthma: anfallsweise auftretende schwere Atemnot
ätherisches Öl: flüchtiges Öl mit verschiedenen Inhaltsstoffen von meist angenehmem starkem Geruch, das z. B. durch Destillation aus Pflanzenextrakten gewonnen wird
Atropin: Glykosid, das besonders in Nachtschattengewächsen (z. B. Tollkirsche) vorkommt
Autoimmunkrankheit (= Autoaggressionskrankheit): wird durch eine Fehlsteuerung im Abwehrsystem des Körpers hervorgerufen

B

Bakterien: einzellige Kleinstlebewesen; Spaltpilze
bakterizid: tötet Bakterien ab
Benzpyren: stark krebserregender Stoff, Bestandteil des Steinkohlenteers, der z. B. bei Verbrennen von Benzin, Tabak oder Papier entsteht
Beriberi: Vitaminmangelkrankheit (Vitamin B_1) bzw. Thiamin-Mangelerkrankung, die zu Starre und Lähmung der Beine führt
Bitterstoff: Substanz, die die Geschmacksknospen auf der Zunge stimuliert, wodurch die Sekretion von Verdauungssäften und der Appetit gesteigert werden
Biosynthese: Aufbau von chemischen Verbindungen in lebenden Zellen
Blutstagnation: blockierter Blutfluß (bzw. blockierte Blutzirkulation), der sich staut und bei Nichtbehandlung zu Blutansammlungen, dickem Blut, Arteriosklerose oder Verfestigungen (z. B. blaue Flecken, Blutgerinnsel, Embolie usw.) führt
Bulbus: Zwiebel

Calycibus: Blütenkelch
Chlorophyll: ist der grüne Blattfarbstoff, eine Schlüsselsubstanz allen Lebens; ist dem roten Blutfarbstoff sehr ähnlich
Cholezystitis: Gallenblasenentzündung
Cholera: akute Infektionskrankheit, die vorwiegend den Dünndarm befällt; die Symptome sind heftige Durchfälle, hoher Flüssigkeits- und Elektrolytverlust; führt ohne Behandlung in bis zu 70% aller Fälle zum Tode
Cholesterin: fettähnlicher, lebensnotwendiger Stoff im Blutserum; stammt größtenteils aus der Nahrung, kann aber auch im Körper aufgebaut werden; über 90% werden in Leber und Darm erzeugt; es sind aber alle Zellen zur Synthese von Cholesterin befähigt; die Speicherung erfolgt in der Nebennierenrinde; jeder Mensch besitzt nur eine begrenzte Abbau- und Ausscheidungsfähigkeit für Cholesterin; Zufuhr übergroßer Mengen sind Risikofaktoren für Herz- und Gefäßerkrankungen
cholinergische Nerven: alle Nerven, bei denen die Erregungsübertragung durch Acetycholin erfolgt
chronisch: sich langsam, schleichend entwickelnd (Gegensatz: akut)
Chylurie: Chylusabgang; Milchsaft im Urin

Coxsackie-Viren: Gruppe von Viren, die bei Menschen und Tieren zahlreiche verschiedene Krankheiten hervorrufen können
cum: mit
Cumarine: Inhaltsstoffe von Gräsern und Leguminosen, die gerinnungshemmende Mittel liefern

D

degenerativ: durch natürliche Beanspruchung, durch Nichtgebrauch, Altern oder Krankheit rückbildend oder verschleißend
Dekubitus: Durchgelegensein
demulgierend: Schleimhautreizungen lindernd
Dengue-Fieber: akute, fieberhafte Tropen-Infektionskrankheit, die durch ein Virus ausgelöst wird
Depression: 1. seelische Verstimmung bzw. Niedergeschlagenheit
2. grubenförmige Einsenkung bzw. Vertiefung (z. B. in den Knochen)
Depurativa: Blutreinigungsmittel = Drogen bzw. Teegemische mit abführender und harntreibender Wirkung, die den Stoffwechsel anregen
Dermatitis: Hautentzündung; Hautekzem
Dermatophytie: Hautpilzerkrankung
Dermatosen: allgemeine Bezeichnung für Hautkrankheiten
Dehydrogenese: Abgabe oder Entzug von Wasserstoff
desinfizierend: Krankheitserreger durch physikalische oder chemische Mittel abtötend
Diabetes: Kurzbezeichnung für Diabetes mellitus (Zuckerkrankheit), eine meist konstitutionell bedingte Erkrankung der Inselzellen der Bauchspeicheldrüse (*Langerhans*sche Inseln), aber zuweilen auch anderer Hormondrüsen, was eine mangelhafte Verwertung der Kohlenhydrate zur Folge hat
diaphoretisch: schweißtreibend, „nach außen freisetzend“
Diarrhö: Durchfall
Diathese: auf Gleichgewichtsstörungen des Stoffwechsels beruhende Veranlagung zu bestimmten Krankheiten
digestiv: verdauungsfördernd
Diphtherie: epidemische, durch Bakterien ausgelöste Infektionskrankheit; löst Atemnot aus bis hin zu schwersten Erstickungsanfällen, Lymphknotenschwellungen und Kreislaufschäden; die maligne (bösartige) Diphtherie führt ohne fachgerechte Behandlung häufig zum Tode
Diuretikum: steigert die Harnausscheidung
diuretisch: entwässernd, harntreibend
Divertikulose: Auftreten zahlreicher Aussackungen (Divertikel) im Dickdarm
Dysenterie: Ruhr
Dysmenorrhö: schmerzhafte Regelblutung
Dysphagie: Schluckbeschwerden
Dysurie: Harnzwang

E

ECHO-Viren: Enteric Cytopathogenic Human Orphan Viruses = darmzellschädigende Viren, die unspezifische grippale Infekte, Atemwegserkrankungen, Durchfälle usw. hervorrufen
Effloreszenz: Hautveränderungen oder Hautausschlag
Ekzem: Hautausschlag; nicht ansteckende, vielgestaltige, juckende Entzündung der Haut
Embolie: Verstopfung von Blutgefäßen durch körpereigene oder körperfremde Substanzen, die sich mit dem Blutplasma nicht homogen mischen (meist Blutgerinnsel oder auch eingeschlossene Luftblasen)
Embryo: Leibesfrucht bis zum vierten Monat
Emetikum: löst Erbrechen aus
emetisch: Brechreiz erregend
emmenagogisch: menstruationsfördernd
Emolliens: erweichendes Mittel
emmollientisch: weichmachend (Haut), beruhigend
Emulsion: gleichmäßige Verteilung einer Flüssigkeit in einer anderen, in der sie nicht löslich ist (z. B. Öl-in-Wasser-Emulsion)

Enteritis: Darmkatarrh; Dünndarmentzündung

Enzyme bzw. Fermente: organische Stoffe, die biologische Vorgänge in Gang setzen oder beschleunigen, ohne in den Endprodukten selbst aufzutreten (Biokatalysatoren); sind hochspezialisierte Stoffe für den Abbau der Kohlenhydrate (Zucker, Stärke), der Fette (Lipide) und der Eiweißstoffe (Proteine); die kohlenhydratspaltenen Fermente heißen Amylasen, die fettspalteneden Fermente Lipasen und die eiweißspaltenden Fermente heißen Proteasen; nur ein gesunder Organismus vermag genügend Eigenfermente zu bilden

Epidemie: Massenerkrankung, Seuche, zeitlich und örtlich gehäuftes Auftreten einer Infektionskrankheit

epidemisch: seuchenhaft

Epilepsie: Bezeichnung für erblich, traumatisch oder durch organische Schädigungen bedingte Erkrankungen; charakteristisch sind die krampfhaften Anfälle mit Bewußtlosigkeit, Zuckungen, Schaum vor dem Mund, Zungenbiß

Erysipel: Rotlauf; akute Bakterienerkrankung und schwere Entzündung der Haut

Expektorans: unterstützt die Verflüssigung und den Abtransport von Schleim und anderem Material in den Atemwegen

expektorantisch: schleimlösend, hustenlindernd

extrahieren: ausziehen, herausziehen

Fertigarzneimittel: sind im voraus hergestellte Arzneien

Fettsäuren: Bausteine für pflanzliche und tierische Fette

fixieren: befestigen, festlegen, festsetzen

Flatulenz: Darmblähungen

Flavone (= Flavonoide): sind gefärbte (*flavus* lateinisch = gelb) Naturstoffe, die im Pflanzenreich sehr verbreitet sind; sie verstärken u. a. die Wirkung von Vitamin C und erhöhen die Elastizität und Wanddichte der feinen Blutgefäße (Kapillaren)

Flos/Flores: Blüte/Blüten

Fluor: ein Spurenelement, das bakterienhemmend wirkt und zur Vorbeugung gegen Zahnfäule verwendet wird; kommt in natürlicher Form stark im Grüntee vor

Folium/Folia: Blatt/Blätter

Follikelstimulierendes Hormon (FSH): vom Hypophysenvorderlappen abgegebenes Hormon, das bei Frauen die Entwicklung der Follikel im Ovar und bei Männern die Bildung von Samen anregt

Fötus bzw. Fetus: Leibesfrucht nach dem vierten Monat

Fruchtsäure: ist im Vergleich zu den Mineralsäuren (z. B. Salzsäure) eine verhältnismäßig schwache pflanzliche Säure (z. B. Apfelsäure, Weinsäure, Zitronensäure, usw)

Fructus: Frucht

Fruktose: Fruchtzucker

Furunkel: umschriebene, akut-eitrige Entzündung eines Haarbalgs und seiner Talgdrüse

Furunkulose: Auftreten zahlreicher Furunkel an verschiedenen Körperteilen

Gallen: Wucherungen an pflanzlichen Organen, die als Reaktion auf tierische Parasiten (z. B. durch Einstich oder Eiablage) von der Pflanze als Schutzmaßnahme gebildet werden

Gärungsdyspepsie: Störung der Kohlenhydratverdauung mit Magenbeschwerden, Blähungen, Erbrechen und Durchfall

Gastroenteritis: Magen-Darm-Entzündung

genetisch: erblich bedingt bzw. die Vererbung betreffend

Gerbstoff: pflanzlicher Stoff der Eiweiß irreversibel (nicht umkehrbar) verändert; wirkt u. a. antibakteriell und hat einen zusammenziehenden Geschmack

Glaukom: Augenerkrankung, die durch einen erhöhten Augeninnendruck hervorgerufen wird

Glykoside: chemische Verbindungen aus einem Zuckerteil (Glukose) und einem Nicht-Zuckeranteil, dem sogenannten Aglykon oder Genin; die Wirkung wird durch das Aglykon bestimmt und ist daher sehr unterschiedlich; Glykoside zählen zu den „Heilgiften" (z. B. die stark herzwirksamen Digitalis-Glykoside) und tragen dazu bei, daß Stoffe löslich bleiben

Gonadotrophe Hormone: sind Hormone, die männliche und weibliche Geschlechtsdrüsen anregen

H

Hämafäkie: Blutstuhl

Hämatemesis: Bluterbrechen

Hämatochylurie: milchiger und blutiger Urin

Hämaturie: Blutharn

Hämophilie: Bluterkrankheit

hämostatisch: blutstillend

Herba: Kraut

Herbizide: Unkrautvernichtungsmittel

Herpes simplex: akute Viruserkrankung mit Hautbläschen an den Schleimhäuten von Lippen, Nase oder Genitalien

Herpes Zoster: Gürtelrose

Herzinfarkt: Absterben eines Bezirks des Herzmuskels infolge Sauerstoffmangels; kann hervorgerufen werden, wenn ein Herzgefäß durch Blutgerinnsel verschlossen wird, die entweder an Ort und Stelle entstanden sein können (Thrombose) oder mit dem Blutstrom eingeschleppt werden (Embolie)

Herzinsuffizienz: Herzmuskelschwäche oder unzureichende Leistung des Herzens, in der Regel als Begleit- oder Folgeerscheinung von Herzkrankheiten, insbesondere Herzklappenfehlern

Hippokrates: griechischer Arzt (460-377 v. Chr.)

Histamin: Gewebshormon, wirkt gefäßerweiternd und regt die Magensekretion an

homogen: gleichartig, gleichmäßig verteilt

homogenisieren: gleichmäßig verteilen, homogen machen, vermischen

homöopathisch: nach einer von *S. Hahnemann* entwickelten Heilmethode (Homöopathie), die nach dem Grundsatz „Similia similibus" (Ähnliches mit Ähnlichem kurieren) davon ausgeht, daß winzigste, oftmals nicht mehr nachweisbare Mengen einer Substanz, die eine bestimmte Krankheit bzw. bestimmte Krankheitssymptome auslöst, diese auch wieder vertreiben können; dem Kranken werden also in hoher Verdünnung solche Mittel gegeben, die in größerer Menge bei Gesunden ähnliche Erscheinungen hervorrufen wie die Krankheit, die bekämpft werden soll

Hormone: körpereigene Wirkstoffe, die ganz gezielt auf bestimmte Organe einwirken und deren Funktionen regulieren; Hormone werden von Drüsen in inneren Sekretion produziert und den Organen mit den Körpersäften zugeführt

Hyperlipämie: zu hoher Cholesterinspiegel; vermehrter Fettgehalt des Blutes

Hyperthyreose (= Thyreotoxikose): Steigerung der innersekretorischen Tätigkeit der Schilddrüse; Schilddrüsenüberfunktion

Hypertonie: Steigerung des Blutdrucks über 140/80 (160/80) mmHg bei Menschen zwischen 20 und 50 Jahren

Hypertrophie: übermäßige Vergrößerung einzelner Organe oder Gewebselemente; Überernährung

I

Immunität: Widerstandsfähigkeit; Unempfindlichkeit gegen Krankheitserreger oder bestimmte Gifte

Individualität: Eigenart des einzelnen

Infarktnekrose: infolge eines Infarkts (z. B. Herzinfarkt) abgestorbenes Gewebe

Infektion: Ansteckung; Störung des Organismus durch Krankheitserreger, die von außen eindringen und auf andere übertragen werden können (infizieren)

infektiös: ansteckend

Inosit: sechswertiger Alkohol, der zum Vitamin-B_2-Komplex gehört; kommt in allen pflanzlichen und tierischen Geweben vor (besonders in Früchten und Getreide)

Insulin: blutzuckersenkendes Hormon

intravenös: in eine Vene hinein (z. B. intravenöse Injektion)

intuitiv: ohne Überlegung und ohne einen verbünftigen Grund angeben zu können; aus innerer instinktiver Überzeugung heraus oder durch Eingebung handelnd

Inulin: Mehrfachzucker; ist ein stärkeähnliches Kohlenhydrat (pflanzliches Speicherkohlenhydrat), das u. a. in den Wurzeln vieler Korbblüter (z. B. Alant) vorkommt
Invalidität: Arbeitsunfähigkeit
Invertzucker: ist ein Gemisch aus Traubenzucker und Fruchtzucker (ein natürlicher Invertzucker ist z. B. Honig)
Ischialgie (= Ischias): Schmerzen, die aus der Kreuzbeingegend über die Außenseite des Oberschenkels in den Fluß ziehen und die überwiegend durch eine Kompression einer Nervenwurzel auf der Höhe des fünften Lendenwirbels bzw. ersten Kreuzbeinwirbels bedingt sind
isolieren: absondern, abkapseln, getrennt halten

J

Jing: Essenz

K

Kälte-Bauchschmerzen: Yin-Erkrankung; äußert sich z. B. durch Magen-Darm-Erkrankungen, Magenschmerzen, Koliken, Erbrechen usw.
Kälte-Hernie: Eingeweidebruch
karminativ: Blähungen vertreibend
Karminativum: Mittel gegen Blähungen
Karotinoide: gelbe oder rote Pflanzenfarbstoffe, die im Körper in Vitamin A umgewandelt werden können
Katalase: Ferment, das an der Zerlegung von Wasserstoffsuperoxid (H_2O_2) in Wasser und Sauerstoff beteiligt ist
Katarrh: Entzündung
kathartisch: mittelstark abführend
Kathepsine: eiweißspaltende Fermente
Kinetose: Bewegungskrankheit
Koagulation: Ausflockung, Gerinnung, Zusammenballung
Kohlendioxid: nicht brennbare, gasförmige Verbindung von Kohlenstoff und Sauerstoff (CO_2); kommt in der Luft zu 0,03% vor
Kohlenhydrate: zucker- oder stärkeartige chemische Verbindungen
Kohlenmonoxid: brennbare, hochgiftige, gasförmige Verbindung von Kohlenstoff und Sauerstoff (CO); entsteht bei unvollkommenen Verbrennungsprozessen (unter Sauerstoffmangel)
Kohlenwasserstoffe: chemische Verbindungen, die nur aus Kohlenstoff und Wasserstoff bestehen
Kolibakterien: gehören zur normalen Darmbesiedelung
Kolik: anfallsweise auftretender, krampfartiger Schmerz im Leib und in seinen Organen
Kolitis: Dickdarmentzündung
kolloidal: in feinster Verteilung vorliegend
Kongestion: Blut-Ansammlungen, z. B. im Brust- oder Nasenbereich
Konjunktivitis: Bindehautentzündung
Konstitution: (ererbte) Körperverfassung
koronar: die Herzkranzgefäße betreffend
Kortex: Rinde
Kosmetikum: Schönheitsmittel
kumulativ: anhäufend, sich ständig vergrößernd

L

Laktasen: milchzuckerspaltende Fermente
Laktation: Zeit der Milchbildung
laktovegetabil: Ernährung mit pflanzlichen Nahrungsmitteln sowie Milch und Milchprodukten
Laxans: Abführmittel, das den Stuhlentleerungsreflex auslöst
laxativ: milde abführend
Leukämie: Blutkrebs; krankhafte Vermehrung der weißen Blutkörperchen (Leukozyten)

Leukozytose: Vermehrung der weißen Blutkörperchen (über 9000/ml Blut)

Lezithin: fett- bzw. wachsähnliche, bräunliche Masse in Tier- und Pflanzenzellen, hauptsächlich in Herz, Niere, Leber, Eidotter, Samen und in der Nervensubstanz; wird mit der Nahrung aufgenommen und stellt esterartige Verbindungen der Glyzerinphosphorsäure mit Fettsäuren einerseits und mit Cholin andererseits dar

lichen: Flechte

Liniment: Einreibemittel zur Linderung von Muskel- und Gelenkschmerzen, das in der Regel hautreizende oder krampflösende Stoffe enthält

Lipide: Fette und fettähnliche Substanzen, die von pflanzlichen und tierischen Organismen gebildet werden

Lochialsekret: Wochenfluß

Lumbago: „Hexenschuß"

Luteinisierendes Hormon: Vom Hypophysenvorderlappen ausgeschüttetes Hormon, das den Eisprung auslöst und die Bildung von Progesteron in den Eierstöcken beziehungsweise von Testosteron in den Hoden anregt

lymphatisch: die Lymphe oder die Lymphknoten betreffend

maligne: bösartige

Maltose: Malzzucker

Mannit: sechswertiger Zuckeralkohol, der als harntreibendes Mittel verwendet wird

Mastitis: akute Brust bzw. Brustdrüsen-Entzündung

Methionin: Schwefellieferant für den Eiweißaufbau, regt die Leberzellen zu vermehrter Gallensäureproduktion an

Menorrhagie: übermäßige Regelblutung

Migräne: anfallsweise, unterschiedlich häufig auftretende, oft Stunden oder bis zu mehrere Tage andauernde, halbseitige Kopfschmerzen, die häufig von Übelkeit, Erbrechen, Licht- und Lärmempfindlichkeit begleitet werden

Mikroorganismen: mikroskopisch kleine pflanzliche und tierische Organismen

Milieu: Umgebung, Umwelt

Mitte bzw. Bereich der Mitte: Magen-Bereich

Mittlerer Erwärmer: Magen

molekular: in Form von Molekülen; die kleinsten Einheiten einer chemischen Verbindung betreffend

Moleküle: kleinste zusammengesetzte Bestandteile eines Stoffes

Monokultur: einseitiger Anbau einer bestimmten Kulturpflanze

Moxibustion: Wärmebehandlung; traditionelle chinesische Behandlungsmethode, bei der z. B. Kräuter auf der Haut in unmittelbarer Nähe verbrannt werden oder Moxadochte oder grüne Stäbchen benutzt werden

Multiple Sklerose (MS): Erkrankung des zentralen Nervensystems, die zu Empfindungsstörungen, Taubheitsgefühl, Sprachstörungen und fortschreitenden Lähmungen führt

Muskelatrophie: Muskelerkrankung

Myom: gutartige Geschwulst aus Muskelgewebe

N

Narkose: durch Zufuhr von narkotisierenden (betäubenden) Mitteln hervorgerufener Zustand, in dem Bewußtsein und Schmerzempfindung ausgeschaltet sind

Nephritis: Nierenentzündung

Nesselsucht: durch starken Juckreiz gekennzeichnete Allergie

Neuralgie: Schmerzanfall im Ausbreitungsbereich eines Nervs

Neurasthenie: Nervenschwäche

neurologisch: die Lehre von den Nerven und Nervenkrankheiten betreffend

Niacin (= Nikotinsäure bzw. Nikotinsäureamid): wird zu den Vitaminen gerechnet, obwohl es im Körper selbst synthetisiert werden kann

Nierenstörungen: verursacht durch eine Disharmonie des Körpers, meistens infolge eines Yang-Mangels der Niere; führt zu Auswirkungen wie Nieren- oder Nierenbeckenentzündung, Impotenz, Samenfluß (Spermatorrhö), vorzeitiger Ejakulation, Blasenschwäche, Blasen- oder Prostataentzündung, Bettnässen usw.

Novocain: Mittel, das für örtliche Betäubung in der westlichen Schulmedizin eingesetzt wird (Lokalanästhetikum)

Nutritiv: Nährstofflieferant

Obstruktion: Schwellungen und Verschluß oder Behinderung im Bauchbereich

Ödem: wassersüchtige Anschwellung

officinalis: in Verbindung mit einem wissenschaftlichen Pflanzennamen, weist diese Bezeichnung auf die Verwendung der Pflanze zu Heilzwecken hin (*Officin* [lat.] = der Verkaufsraum der Apotheke; *officinell* [lat.] = im Arzneibuch enthalten)

Oleum: Öl

Oligurie: verminderter Harnfluß

Opium: Produkt des Schlafmohns; Opium und seine Zubereitungen werden gegen starke Schmerzzustände und zur Ruhigstellung des Darmes eingesetzt

Orotsäure: Molkensäure

Osteomalazie: Knochenerweichung

Osteoporose: Knochenschwund

Östrogen (Estrogen): Gruppen von Hormonen mit unterschiedlichen Funktionen, die in den Eierstöcken gebildet werden

Oxalsäure: Kleesäure; Nahrungsbestandteil, der mit Kalzium komplexe Salze bildet und die Kalziumaufnahme im Darm vermindert

oxidieren: „verbrennen“; sich mit Sauerstoff (O_2) verbinden

Oxydation: „Verbrennung“; Vereinigung eines Elementes oder einer Verbindung mit Sauerstoff

Pantothensäure: Vitamin, das früher dem Vitamin-B-Komplex zugerechnet wurde

Paratyphus: durch Salmonellen ausgelöste, typhusähnliche Infektionskrankheit

Parodontose: Zahnfleischschwund

Parkinson-Syndron: zittern an Körperteilen, Steifigkeit der Muskulatur bei passiver Bewegung, Verminderung von Spontan-, Reaktiv- und Ausdrucksbewegung

Parotitis: Mumps

pasteurisieren: hitzeempfindliche Flüssigkeiten schonend erhitzen (auf ca. 62 bis 85 °C), um Bakterien abzutöten

pathologisch: krankhaft

Pektine: in Pflanzen (z. B. Äpfeln) vorkommendes Gemisch aus Mehrfachzuckern, das gelierende Eigenschaften hat

Pellagra: Vitaminmangelkrankheit (Vitamin B_2, Niacin)

Penizilline: Antibiotika mit antibakterieller Wirkung, das aus einem Schimmelpilz herausisoliert wird

peripher: am Rande befindlich

periphere Durchblutung: Blutversorgung der äußeren Körperbereiche wie Arme, Beine, Muskeln und Haut

perniziös: bösartig

Pharmakologie: Arzneimittelkunde

pharmazeutisch: arzneistofflich

Phosphatasen: phosphorsäure-esterspaltende Fermente

Photophobie: Lichtscheu, übergroße Lichtempfindlichkeit

Physiologie: Lehre von den Lebensvorgängen

Plankton: die in Gewässern oder Meeren schwebenden Kleinstlebewesen (Kleintiere und -pflanzen)

Polio (Kurzbezeichnung für Poliomyelitis): Kinderlähmung

Polypen: Geschwülste der Schleimhaut
Polysaccharide: Gruppe von Kohlenhydraten, wie etwa Stärke, die aus miteinander verbundenen einfachen Zuckern aufgebaut sind
Polyurie: vermehrte Harnausscheidung
polyzyklisch: aus mehreren Ringen bestehend
postdysenterisch: Zustand nach einer Ruhrerkrankung
Prana: Lebenskraft (Begriff aus dem indischen Ayurveda)
Priapismus: schmerzhafter Dauererektion
Progesteron: weibliches Hormon, das nach dem Eisprung in den Eierstöcken gebildet wird
prophylaktisch: vorbeugend
Prostaglandine: Sammelbegriff für hormonähnliche Substanzen, die im Körper als chemische Botenstoffe agieren
Prostata: Vorsteherdrüse
Proteine: allgemeine Bezeichnung für Eiweißkörper
Protozoen: Gruppe tierischer Einzeller, zu denen z. B. der Malariaerreger gehört
Pruritus: Hautjucken
Pruritus vulvae: Scheidenjucken
Psoriasis: Schuppen- bzw. Hautflechte; chronische Hauterkrankung, die durch dicke silberweiße Schuppen charakterisiert ist
psychisch: seelisch; die Seele betreffend
Purgativ: Abführmittel, das den Stuhl verflüssigt
purgierend: stark abführend
Purine: sind Verbindungen, die von der Harnsäure abgeleitet werden (die bekanntesten Purine sind Koffein, Theobromin und Theophyllin); sie sind zugleich Alkaloide
Pyorrhö: Eiterfluß

Qi: Energie (Vitalenergie), Lebenskraft

Rachitis: Vitamin-D-Mangelkrankheit
Radix: Wurzel
Reduktion: Abnahme, Verringerung
Reduktionskost: Verminderung der Nahrungszufuhr; wird in der westlichen Schulmedizin als ein Kostschema angewandt, das bei Übergewicht und Fettleibigkeit zur Verminderung des Körpergewichts helfen soll
Reflexe: unwillkürlich und regelhaft ablaufende Vorgänge als Antwort auf einen Reiz
refrigierend: abkühlend, hitze- und fiebersenkend
regenerieren: wiederherstellen
regulieren: regeln, ordnen, einstellen
Rekonvaleszenz: Zeit der Genesung und Erholung von einer Erkrankung
Remission: vorübergehendes Zurückgehen von Krankheitserscheinungen
renal: die Nieren betreffend
Resorption: Aufnahme von Stoffen in die Blut- oder Lymphbahnen
Rheumatismus: Wind-Bi-Syndrom; entzündliche oder degenerative Bindegewebserkrankung mit vielfältigen Symptomen
Rhizoma: Wurzelstock; unterirdisches pflanzliches Speicherorgan
roborierend: kräftigend, aufbauend
Ruhr:
1. Bakterienruhr: Infektionskrankheit, die hauptsächlich den Dickdarm befällt; die Symptome sind Dickdarmschleimhautentzündungen, Dickdarmgeschwüre, Kreislaufschwäche usw.
2. Amöbenruhr: Chronische Infektionskrankheit des Darmes mit Dickdarmschleimhautentzündungen, glasig-schleimigen Durchfällen und Darmblutungen; kann bei Nichtbehandlung zum Tode führen

S

Saccharose: Rohrzucker, Rübenzucker, Haushaltszucker

Saponine: Glykoside (komplexe organische Verbindungen), die in wässriger Lösung stark schäumen (*sapo* [lat.] = Seife, sind aber chemisch viel komplizierter zusammengesetzt als Seife und besitzen Ähnlichkeiten mit Steroiden und Hormonen); sie sind oberflächenaktiv und steigern die Abwehrkraft des Körpers; einige Saponine, die besonders gut über den Magen-Darm-Trakt aufgenommen werden, sind starke Blutgifte, die meisten werden aber nur wenig resorbiert; sie wirken schleimlösend, drüsensekretionsanregend, wassertreibend und brechreizerregend, steigern die Resorption anderer Wirkstoffe, so daß diese geringer dosiert werden können

Schleimdrogen: enthalten quellende, viskose Stoffe, die chemisch mit den Zuckern verwandt sind

„Schmuck"-Drogen: sind farblich auffällige, nach dem Verständnis der westlichen Schulmedizin selbst nicht wirksame Pflanzenteile (z. B. Rosenblüten), mit denen der optische Eindruck von Teemischungen verbessert wird

sedativ: wirkt dämpfend auf Funktionen von Organen und Muskeln und beruhigt das Zentralnervensystem

sedierend: Erregung, Nervosität, Irritation und Formen übermäßiger Stimulierung lindernd

Sekret: Drüsenausscheidung, die bestimmten körperlichen Zwecken dient, z. B. Speichel, Magensaft, Gallenflüssigkeit

selektiv: auswählend

Semen: Samen

sine: ohne

Skorbut: durch Vitamin-C-Mangel hervorgerufene Krankheit

Skrofeln, Skrofulose: Haut- und Lymphknoten-Infektionserkrankung bei Kindern, die von Schleimhautentzündungen begleitet, meistens durch Allergien bedingt wird und sich durch ekzematöse und geschwürige Veränderungen an Mund, Nase und Ohren äußert

Spektrum: Bandbreite, Vielfalt, Buntheit

Spermatorrhö: Samenfluß

Sprue: Tropenkrankheit

Sputum: Auswurf (von aufgestauter Flüssigkeit)

Stenokardie: akute Leistungsschwäche der Herzkranzgefäße mit plötzlich einsetzenden Schmerzen im Brustbein (siehe Angina pectoris)

Steriler Trieb: spezialisierter Trieb einer Pflanze, der Nahrungsenergie liefert, aber keine Fortpflanzungsorgane besitzt

Sterine: im Tier- und Pflanzenreich vorkommende stickstofffreie, polyzyklische Kohlenwasserstoffe (Alkohole), z. B. Cholesterin (tierischer Herkunft), Phytosterin (pflanzlicher Herkunft)

stimulierend: die Tätigkeit lebenswichtiger Organe und Abläufe steigernd, anregend bzw. reizend

stipites: Stengel

Stomachikum: allgemeiner Begriff für appetit- und verdauungsfördernde Mittel bzw. Magenmittel

stomachisch: magenkräftigend, verdauungsfördernd

Stomatitis: Mundhöhlenentzündung

Stupor: bewegungsloser Zustand durch Antriebsverlust bei erhaltenem Bewußtsein

Sulfonamide: bakterienhemmende Chemotherapeutika (chemische Arzneimittel der westlichen Schulmedizin)

Sycosis: Bartflechte

Symptom: Krankheitszeichen

Syndrom: Krankheitsbild mit mehreren charakteristischen Symptomen

Synergismus: ist das sich gegenseitig unterstützende Zusammenwirken verschiedener Stoffe (z. B. in Kamillenblüten)

Synthese: künstliche Herstellung; Zusammenfügung einzelner Teile zu einem Ganzen

synthetisch: künstlich

Tai Chi: spezielle traditionelle chinesische Bewegungstechnik, um den Körper mit der Natur in Einklang zu bringen; die therapeutische Variante des Kung Fu, um die physische und psychische Gesundheit zu erhalten

Tannin: Gerbsäure; phenolreiche Substanzen, die in Rinde, Holz, Blättern und Gallen zahlreicher Pflanzen vorkommen; wird hauptsächlich aus Galläpfeln gewonnen; ist auch einer der Hauptbestandteile des grünen und schwarzen Tees

Tenesmus: schmerzhafter Drang, z. B. beim Harn oder Stuhlgang

Terpentine: große Gruppe von Naturstoffen, die aus Einheiten ungesättigter Kohlenwasserstoffe aufgebaut sind (z. B. Karotinoide)

Tetaniebereitschaft: Anfälligkeit für Muskelkrämpfe infolge einer krankhaften neuromuskulären Übererregbarkeit

tetanisch: Beschreibung einer Krampfform

Thallus: Vegetationskörper von niederen Pflanzen (z. B. Flechten)

Thrombose: durch einen Blutpfropf bzw. ein Blutgerinnsel infolge einer Blutstagnation hervorgerufene Verengung oder Verschließung von Blutgefäßen

Thyreotoxikose (= Hyperthyreose): Steigerung der innersekretorischen Tätigkeit der Schilddrüse; Schilddrüsenüberfunktion

Tisane: in Frankreich gebräuchliche Arzneiform, die im wesentlichen einem schwachen Tee oder Auszug entspricht

Tonikum: Mittel zur Stärkung eines Organsystems

tonisierend: gewebeaufbauend oder -erneuernd, vitalitätsfördernd, stärkend bzw. die Spannkraft hebend

toxikologisch: auf der Lehre von den Giften und Vergiftungen bzw. von den schädlichen Wirkungen chemischer Substanzen auf lebende Organismen beruhend

toxisch (du xing): giftig

Trichomonadenkolpitis: Befall der Vagina durch Trichomonaden (Parasiten)

Trichomoniase: Parasitenbefall der weiblichen Geschlechtsorgane bzw. durch Parasiten bedingten Ausfluß

U

Urtikaria: Nesselsucht; durch starken Juckreiz gekennzeichnete Allergie

vegetative Dystonie: ist nicht selbst eine Krankheit, sondern ein oft psychisch beeinflußter Symptomenkomplex; die Beschwerden äußern sich in Unruhe, Beklemmung, Schlafstörungen, Herzklopfen, Magendruck, feuchten Händen usw.

Wind-Bi-Syndrom: Rheumatismus; entzündliche oder degenerative Bindegewebserkrankung mit vielfältigen Symptomen

Xue: Blut

Yang: Nach den Lehren der TCM ist Yang warm, süß, scharf, aktiv, expansiv, nach außen gerichtet, zentrifugal, aggressiv, fordernd und negativ (Diese Yin-Yang-Definition der klassischen chinesischen Medizin stimmt allerdings nicht mit der in der Makrobiotik benutzten Definition [z. B. einer modernen japanischen Ernährungslehre] überein).

Yang-Energie-Überschuß, der aus der Leber aufsteigt: äußert sich z. B. durch Schwindel, Kopfschmerzen, unscharfes Sehen

Yin: Yin ist nach den Lehren der TCM kalt, sauer, bitter, salzig struktiv, kontraktiv, aufnehmend, verinnerlichend, zentripetal, empfänglich, konservativ und positiv (Diese Yin-Yang-Definition der klassischen chinesischen Medizin stimmt allerdings nicht mit der in der Makrobiotik benutzten Definition [z. B. einer modernen japanischen Ernährungslehre] überein).

Zöliakie: chronische Darm- und Ernährungsstörung

Zystitis: Harnblasenentzündung